感悟中医

李树松　著

U0314640

中医古籍出版社
Publishing House of Ancient Chinese Medical Books

图书在版编目（CIP）数据

感悟中医 / 李树松著. — 北京 : 中医古籍出版社，
2021.1

ISBN 978-7-5152-2187-8

Ⅰ.①感…　Ⅱ.①李…　Ⅲ.①中国医药学—研究
Ⅳ.①R2

中国版本图书馆CIP数据核字（2020）第244638号

感悟中医

李树松　著

策划编辑	杜杰慧
责任编辑	张雅娣
封面设计	韩博玥
出版发行	中医古籍出版社
社　　址	北京市东城区东直门内南小街16号（100700）
电　　话	010-64089446（总编室）010-64002949（发行部）
网　　址	www.zhongyiguji.com.cn
印　　刷	廊坊市鸿煊印刷有限公司
开　　本	710mm×1000mm　1/16
印　　张	14.25
字　　数	180千字
版　　次	2021年1月第1版　2021年1月第1次印刷
书　　号	ISBN 978-7-5152-2187-8
定　　价	58.00元

目录

C O N T E N T S

1

人的生理之气可以用一个词来表述——氤氲

中医学以"气一元论"为其宇宙观和方法论，用气解释天地人的生成和运动变化，形成了以生理之气为核心的医学科学的气一元论。

中医学从医学角度论气，将气分为自然之气、生理之气、病邪之气和药物之气等。针对人体复杂的生命运动和疾病现象，广泛而深入地分析了气的具体表现形态。

中医学中的气是构成人体和维持人体生命活动的最基本物质，而生命的过程就是气的升降出入的运动过程，即气化过程。其强调以五脏系统为核心的生命不仅具有形态结构解剖学基础，而且着重从气的升降出入运动状态，来考查五脏系统的生理活动和病理变化，体现了生命物质与生理功能的统一。只有正确理解气范畴的物质存在与功能意义的辩证关系，才能正确地认识五脏系统的结构与功能的辩证关系。

本书中常用阳热能量来表述生理之气，特别是气在升降出入的过程中常常会用到，阳热能量既明确气有热的属性，又包含了液的成分。

2

一分为三之新解

阴阳学说是在气一元论的基础上建立起来的，并在气范畴的基础上，进一步认为天地、日月、昼夜、水火、温凉等自然界的各种运动变化，都是由构成世界万物的气在运动过程中一分为二的结果。

在中国古代哲学中，阴阳的本义，是指阴阳之气，即阴气与阳气。气为一物，分之为二，为阴与阳，引申为阴阳是指一切相互对立的两个方面，是气固有的对立统一属性，从而产生了阴阳对立、阴阳互根、阴阳消长、阴阳转化等情况。

阴阳的二分法是气一元论的阴阳学说一分为二的哲学思维，其认为阴阳的对立和消长是宇宙的基本规律，即含有对立统一的概念，是建立在对事物抽象出来的"阴"和"阳"两个相对的概念的基础之上，具有平面化的特点。

人体和自然界一样，也具有空间的多维性质，是一个多层次、立体、循环、密闭的网络结构。而医圣张仲景早在两千多年前就认识到人体是一个多维的立体的形态，所以六经论述上并不冠以"手足"只言脉证并治。

事实也是如此。我们人类生活在地球上，虽然有时间的流动，但是每时每刻的三维空间的时间轴长度为0，故人不是生活在四维的空间里，而是处于三维空间的状态。

既然人类所处的是三维立体空间，那么人类也应具有这方面的特性。其实地球上的万物都具有三维立体的特性，也就是说三维立体的空间形式能生万物，万物不是由"阴"和"阳"两个相对平面化的概念所能完全概括的，而是由三维立体构建成的，这与气一元论的阴阳学说一分为二甚或一分为三的哲学是有偏差的。

事实上，在自然界中，一分为三有很多种情况：时间上有"过去、现在和将来"，立体三维的"长、宽、高"，物质存在状态的"气态、液态、固态"，色彩学上的三原色"红、绿、蓝"。

《老子》里讲道："道生一，一生二，二生三，三生万物。万物负阴而抱阳，冲气以为和。"而《太平经》中"无阳不生，无和不成，无阴不杀。此三者相须为一家，共成万二千物"。在它看来，阴阳相"好"，意味着它们之间有一个"中和之气"存在，"夫天地人本同一元气，分为三体，各有自始祖"。从中可看到，其实《老子》与《太平经》都主张一生三，三生万物。是气在一元论的基础之上分为三，即阴、阳及冲气，其"万物负阴而抱阳，冲气以为和"，已显空间三维结构的特性。

从现代医学、生物学角度研究来看，由于DNA的半保留复制和细胞的有丝分裂，使生物体细胞起始都具有相同的一整套基因，而且起始细胞又可以发育成一个新整体。这就是说人体的任何一个体细胞在一定条件下都可发育成一个与之相同的新个体，即人体的任何一个体细胞与人的元气（最初的受精卵），具有相同的原始之气。而人体的体细胞之多，可用三生万物的"万"来概括之，这也印证了《老子》的"道生一，一生二，二生三，三生万物"的理论。

人的元气始于最初的受精卵，而受精的过程不能简单地认为是阴阳相交的结果，男人提供的精子不能代表阳，女人提供的卵子也不能代表阴，精子、卵子都是一个独立的个体，都具有各自的阴阳及冲气，各自的冲气使其各有各的生发之性，它们带着各自的阴阳相交融，形成一个新个体，这个新的个体具有新的阴阳及冲气，即一生三，这个三再生万物。

既然任何一个起始细胞都可以发育成一个新整体，那么在生物体上就把相对独立的部分命名为全息胚。每个全息胚都有双重成分，一是整体控制下的单位结构，二是它的自身独立单位。这一相对独立的部分，在结构和功能上有相对的内部完整性，并与其周围的部分有着相对明确的边界。全息胚是作为生物体组成部分的、处于某个发育阶段的特化的胚胎，一个生物体是由处于不同发育阶段的、具有不同特化程度的多重全息胚组成的。例如，我们每个人的头、面、耳、舌、手、足及五脏都是一个大的全息胚，都具有双重功能。它们既是人体上的独立器官，又是一个缩小了的"人体"。

既然解剖学上的五脏中的每个脏器都是一个大的全息胚，每个脏器都与受精卵具有相同的一整套基因，那么也可理解为中医里的五脏（抽象的功能性肝、心、脾、肺、肾）与人的元气，也具有相同的原始之气，这与中医的"万物本原于一气，一气分五行，五行归于一气"不谋而合。

元气是由阴、阳二气及冲气组成的，不光是每一个功能性的脏腑，每个细胞也都是阴阳和冲气同体。阴、阳二气是组成元气的物质基础，阴，液也；阳，热也。两者的结合虽然也能生成一团氤氲之气（已显出空间立体三维的特性），但其不具备生发之性，只有冲气，它比个体的阳热更有能量，更能参与到个体本身及人的整个生命活动之中，此功能即为气化，它是人的生命力最直接的表达方式。

冲气是个体气化功能即生命力的体现，是人体生命力最直接的表达方式。表现为中医学里的五脏各有不同的功能，这与其冲气的性质有关。具体到不同的个体，甚至具体到某一个脏器，比如肝脏，有的人表现为疏泄过于旺盛，情绪过于急躁；有的人正好相反，并没有把肝脏的疏泄功能表现出来，而是过于压抑。临床反馈，疏泄旺盛的体质很难转变成疏泄不及而过度压抑的体质，这与其肝脏自身的小冲气有关。

每一个功能性的脏器也是阴、阳和冲气同体，肝脏亦如此。正常情况下，肝脏的阴阳之间的关系与其他脏器甚至细胞是一样的，阳稍占主导地位，这样才可与阴一起生成具有生命力的一团氤氲之气，冲气再参与进来，气化才能进行。

疏泄旺盛之人，其阳与阴之间的比例会比正常人高，这样一来，其肝阴比正常人略弱，而肝阳更为旺盛，其阴阳所形成的氤氲之气也是"阳热有余而阴精不足"，并且此类人冲气的阳热能量也比正常情况下的要大。所以此类人在发脾气时，会把更多的阳热能量带到偏外、偏上的位置，对心经、肺经产生热的冲击，从而形成病症。而疏泄不及之人，与之正好相反，虽总体上还是肝阳大于肝阴，但其形成的氤氲之气就会不及一些，其冲气的阳热能量也会略弱，从而导致疏泄功能不足，形成肝郁的情形。

这两种情况对脾经的"伤害"是相同的，疏泄旺盛之人，其阳热能量更多的"攻外、攻上"，来不及照顾脾气，导致供脾的阳热能量不足；疏泄不及之人，同样其阳热能量不能补充脾阳。在治疗上，对由于肝影响脾阳的情况，疏泄旺盛之人可适当补充脾阳，而疏泄不及之人，只需调节其肝经的疏泄功能即可。

同理，其他四脏也如此，这里不再细述。一个脏器在功能上只有"恰到好处"才不会发病，太过与不及都可致病。并且太过与不及的程度越高越容易发病，积累的时间越长也越容易发病。

3

五脏的奇妙由来

五脏奇妙的地方在哪儿呢？解决这个问题之前，先考虑一下为什么一气分五行？为什么不是三（三生万物），或成千上万呢？

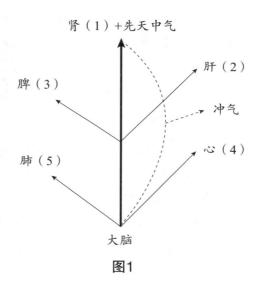

图1

图1中五脏（已经是抽象和功能性的五脏）分别标明了肾、肝、脾、心、肺。

道生一，即生元气。现代医学认为，代表人体生命的首要生理特征为呼吸功能，而主宰呼吸功能的中枢神经区域位于脑干，因此判断人死亡的标准是脑死亡。

从中医的角度来看，如果人的元气不复存在了，那么人也就随之死亡了。从而推出人的元气即人的大脑，在这里中医和西医有了相同的契机。道生元气，从图1可看出，一生三，三生万物，即元气生三，三生万物，此万物在中医学里用五脏来表述，即元气生五脏，可见元气与五脏有着极为密切的关系，即人的大脑能控制和协调人体各器官系统的功能活动，使人体成为一个完整有机体。

而人的元气是从一个受精卵开始的，所以说受精卵、元气、大脑在某些方面应该是相通的，只不过受精卵、大脑是个体在发育过程中不同的存在形式。

从西医的角度来看，受精卵先分化为内胚层、中胚层、外胚层，即一生三，每个胚层再分化出不同的系统与组织，从而共同形成一个完整的个体，即三生万物。其中：

外胚层：分化形成神经系统、感觉器官的感觉上皮、表皮及其衍生物、消化管两端的上皮等。

中胚层：分化形成肌肉、骨骼、真皮、循环系统、排泄系统、生殖器官、体腔膜及系膜等。

内胚层：分化形成消化管中段的上皮、消化腺和呼吸管的上皮、肺、膀胱、尿道和附属腺的上皮等。

而中医是宏观的科学，从整体出发，根据五脏与元气的关系及阴阳冲气三维立体的特性，其三生万物的进程，可做如下的表述。

如图1所示，受精卵、元气先生三，心和肺在冲气的两侧，肺位置低一些，心位置高一些，而冲气是最具生命力的力量。打个比喻，就像一粒种子，从土中钻出来时，先是两片叶子（子叶），然后从两片叶子间钻出一个嫩芽（胚芽）来，这个嫩芽（胚芽）就是这里说的冲气，它不断地向上，不断地分出叶片来，充满了生机。

在这里要强调一下心和肺也和元气一样具有相同的原始之气，它也可以作为一个"母本"，重复一生三的理论，只有在重复中不断地生发，才可达到三生万物的境界。

问题是作为一个生命个体，如果这样生发下去，毫无头绪且杂乱无章，人体根本包容不下，是不能承受的生命之重。它只得选择性地让心和肺成"休眠"状态，让人体尽量地"简单"一些，这是生命演化过程中务实的做法，不让自己太累，这也和生物全息的某个发育阶段的特化的胚胎相仿，"简单"却能发挥强大的功能作用，让自身的冲气在心和肺中发挥其自身特有的作用。心主血和肺主气与西医的循环系统和呼吸系统有很大关联，心主宣通和肺主宣发肃降的功能就是通过血和气的"流动"来实现的。

既然心和肺都有了属于自己的"工作"，人体已经把它们安排好，于是人体只选择冲气为发展方向，继续向前。

当然，冲气也和元气一样具有相同的原始之气，它再一生三下去，便出现了肝和脾。肝脾也和心肺一样，选择了"休眠"。脾位置低一些，肝位置高一些，而中间的冲气继续前行。

如果冲气就这样一直不停地生发下去，会产生更多功能性的脏腑。从功能的角度看，人体需要的主要功能就是两种——收敛和疏泄。既然人体的功能简单到只有两种，那么与之对应的脏腑也不应太多，冲气生发的脚步也应适时地停下来，而停下来的冲气将形成人体功能性的脏腑，即肾。

如果仔细思考一下，就会发现以往会生成两脏及冲气继续前行的情况，现在统一由肾来替代，所以肾其实包含了两脏（现在两脏合并成一个脏）和冲气的能量，它也就比之前四脏的功能都要"强壮"许多。

但肾和前面的四脏一样，也有自己的冲气，既提供自身生命活动所需要的能量，又兼顾着肾的生发之性。所以肾包含了两个冲气，即自身的小冲气和继续前行的大冲气（与植物的顶端优势有相似的地方）。

本书中我们把继续前行的大冲气命名为先天中气，而肾自身的小冲气还是用肾来表示。先天中气和元气应是同一级别的，它比五脏的小冲气要高上一个级别。

分析完五脏与元气的关系，接着再讨论一下五脏与大自然的关系。

对应大自然的春夏秋冬，春夏就是大自然疏泄至宣散的一个过程，而秋冬则是收敛到封藏的过程。而当夏宣散到一定的程度又会慢慢地滋生出收敛来，而冬则是在封藏到一定的程度时，疏泄也潜滋暗长起来。其中肝和心是主疏泄与宣散，肝对应春，心对应夏，心宣散到一定的时候会有肺的收敛来参与。而肾和肺是封藏与收敛，肾对应冬，肾封藏到一定的时候，肝的疏泄也将发挥作用。这里的脾正好处于五脏的中间的位置，它参与后天中气的"建设"，在五脏中处于斡旋的角色。

所以，脏腑便选择五个即足矣。这也和中国古代以五为基数的分类方法相符，也与最大概率的基数选项（1、2、3、4、5）一致，也是生命最大概率的演化基数选项。

现在五种功能性的脏腑已经确定，其中四种功能性的脏腑对应收敛与封藏及疏泄与宣散。而这两种功能是以人的先天之本（在本书称之为先天中气）和后天之本（在本书称之为后天中气）为基石的，如果没有先天中气和后天中气的支持，收敛封藏和疏泄宣散也就成了无本之木、无源之水了。而人的生命过程就是收敛封藏和疏泄宣散之间的博弈，随着岁月的流逝，终有一天，疏泄会把人体的先天中气和后天中气散尽，最终也把元气耗尽，人的生命也将结束。

4

老生常谈的五行

五行学说认为：宇宙间的一切事物，都是由木、火、土、金、水五种物质元素所组成，自然界的一切事物和现象都可按照木、火、土、金、水的性质和特点归纳为五个系统。

"木曰曲直"：曲，屈也；直，伸也。曲直，即能屈能伸之义。木具有生长、能屈能伸、升发的特性。木代表生发力量的性能，标示宇宙万物具有生生不已的功能。凡具有这类特性的事物或现象，都可归属于"木"。

"火曰炎上"：炎，热也；上，向上。火具有发热、温暖、向上的特性。火代表生发力量的升华，光辉及热力的宣散性能。凡具有温热、升腾、茂盛性能的事物或现象，均可归属于"火"。

"土爱稼穑"：春种曰稼，秋收曰穑，指农作物的播种和收获。土具有载物、生化的特性，故称土载四行，为万物之母。土具生生之义，为世界万物和人类生存之本，"四象五行皆借土"。五行以土为贵。凡具有生化、承载、受纳性能的事物或现象，皆归属于"土"。

"金曰从革"：从，顺从、服从；革，革除、改革、变革。金具有能柔能刚、变革、肃杀的特性。金代表固体的性能，凡物生长之后，必会达到凝固状态，用金以示其坚固性。引申为肃杀、潜能、收敛、清洁之意。凡具有这类性能的事物或现象，均可归属于"金"。

"水曰润下"：润，湿润；下，向下。水代表冻结含藏之意，水具有滋润、下行、封藏的特性。凡具有寒凉、滋润、下行、封藏性能的事物或现象都可归属于"水"。

由此可以看出，医学上所说的五行，不是指木、火、土、金、水这五种具体物质本身，而是五种物质不同属性的抽象概括。

5

五脏各自的特性及相互之间巧妙的关系

肾

在前文中已经讨论了先天中气与肾的小冲气是有所区别的，现在不妨把图1倒置过来，即图2。

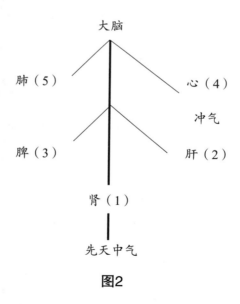

图2

从图2可以看到，这个图和人体的体位正好对应，肾居下位。因为继续前行的冲气（先天中气）本身就具备了阳热能量。自然情况下，热是往上走的，那么冲气也就跟着往上走来发挥它的作用。在人体的先天中气是最具生命力的，人一生的生命活动都与其有着极其密切的关系。

从图1中得知，肾既有自己的小冲气，提供自身生命活动所需要的能量，以兼顾自身的生发之性，又有继续前行的大冲气（先天中气）。从肾的形成过程中可知，肾的小冲气比其他四脏的小冲气都要旺盛，再加上有先天中气做后盾，所以它有能力给各种生命活动提供源源不断的能量。而先天中气就是人的先天之本，当它消耗殆尽时，个体的生命也将随之消失，这也是肾主闭藏的意义。如何把闭藏与提供给个体能量之间的关系调节好，是至关重要的问题。

先天中气的特点

在宇宙中，太阳里最热的地方是内核，虽然太阳一直往外散热，但太阳终究是一个个体。这是因为其虽然不断地散热，但太阳内核对其外部的引力很大，是散中有收、收中有放，收远远地大于放。

假设太阳内核对外部没有引力的话，太阳核心的热将会散去，同理，地球最热的地方也是其内核，它对地球外部的大气层也是有很强的引力，即地球的引力。

人存在于地球上，应该具有和地球一样的性质，人体的核心也应该对身体的外部具有引力。

人体的核心为什么是先天之气而不是大脑呢？从前面的分析可知，受精卵、元气、大脑在某些方面应该是相通的，且元气、大脑生五脏。但从图1可发现，在两者生成五脏的过程中，自身的阳热能量即冲气一直前行，直到肾这里才止住，且以先天中气的形式封藏了下来。但大脑控制和协调人体各器官系统的功能活动所需要的阳热能量，还需要五脏来提供支持，其过程与一粒种子长成一株植物相仿。

作为一粒种子，把所有的精力与营养都供给植株生长后，自身已不具备"阳热能量"，其所需要的能量只得从根系及叶子的光合作用来摄取。植物如此，人亦如此。

前面已论述了判断人死亡的标准是脑死亡，从中医的角度来讲，如果人的元气不复存在了，那么人也就随之灭亡了。人的元气现已下潜到先天中气这里，所以说先天中气在此时就是人体的元气，在某些方面与大脑具有相同的功能与作用。所以说如果人的先天中气消耗殆尽，人即亡。不仅先天中气，如果后天中气在短时间内告罄，人也会亡，留第五章再述。

先天中气是人体阳热能量贮存最多的地方，与太阳及地球的核心一样，其对肺经及膀胱经的引力就像地球对大气层的引力一样。如果先天中气受到损伤，其对肺经的引力便大打折扣。

同理，先天中气对肝、脾、心及肾中的小冲气也是有引力存在的，其既可通过肾的小冲气供给其他三脏阳热能量，又对它们有收的作用（先天中气对肾中的小冲气也有此作用），是收与放的双向作用。一般情况下，先天中气是通过肾这个小冲气来行使对其他四个脏腑收和放双向作用的。

如果把人体比喻成一把伞，肺就是伞布，起收敛的作用，而伞骨和伞布的交接的地方相当于人体的汗腺，起宣发的作用。伞骨聚集到伞柄的地方相当于人体的后天中气，而整个伞柄相当于前行的冲气即先天中气。后天中气、先天中气与汗腺的关系跟地球的引力一样，核心的热相当于先天中气，平时后天中气与汗腺交集的时候多，但总的引力还是在先天中气这里。

肾本身的小冲气

前面的讨论中已经说到了肾中小冲气的作用，既提供自身生命活动所需要的能量，又兼顾着肾的生发之性。肾小冲气的生发之性，将以气化的形式供给需要其阳热能量支持的脏器。

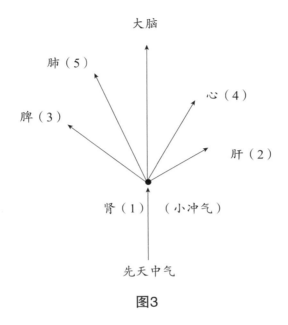

图3

如图3所示，肾中小冲气对肝、脾、肺、心及大脑有提供能量的作用，以气化的形式来完成。它既有阴又有阳，既有精又有气，可看作是一团氤氲之气，充满了能量。不过，肾中小冲气对其他脏器提供能量的侧重点不一样，其中对肝、肺、心提供阳热能量最多，尤其是肝，而对脾、大脑提供的较少。

只有当出现西医所说的应激反应时，先天中气才会跨过肾本身的小冲气而发挥作用，同时消耗的能量也更多。

肾在人体中是很重要的小冲气，是先天中气的二级推进器，可直接对肝、脾、心、肺发挥收放的双向作用。

肾主闭藏是肾的主要生理功能，同时人的各种生命活动还需要肾的参与，它还要给其他的脏腑提供能量。虽然这是肾功能的次要方面，但维持着人的生命活动。

肝

　　上面讨论到了肾中小冲气对其他脏腑提供能量的侧重点不同，其中肾小冲气对肝提供的能量最为重要，因为人的生命过程是疏泄和收敛之间的博弈。疏泄是一种由内而外（此时是以肝为中心的）的宣散、调达、流通，用以保持全身气机通畅的活动，疏泄的过程也即提供能量的过程。所以说，肝在五脏之中的地位仅次于肾，人体很多具体的工作都需要它去做。虽说它有自己的小冲气，可以提供自身生命活动所需要的能量，但兼顾着肝的疏泄之性，它自身的能量是远远不够的。

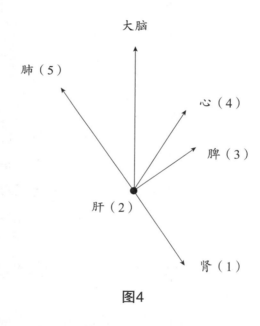

图4

　　肝的疏泄作用不仅体现在对脾、心、肺及大脑提供能量，而且它提供能量的速度比肾要迅速。久而久之，肾对其余几脏提供能量的工作，便由肝来代替了。既然肝工作量这么大，自然需要大量的能量供应，能量的供应者就是肾，这也是肝肾同源的道理所在。

　　从图4还可看到，肝对肾也有一个疏泄作用。这体现于肾提供了其生理功能方面的物质基础，比如促进性与生殖功能成熟的物质——天癸。而天癸产生精液与卵子的过程及其性活动都是由肝来指挥完成的，而且未用完的阳热能量还可通过胆经回归。

不过，肝疏泄的范围不像图4中表示的那样宽泛，在正常的生理情况之下，其疏泄的顶点在心的水平高度，所以其对脾的作用最大，其次是心。而其对肺及大脑提供的阳热能量少，只有在病理情况之下，肝的疏泄代替心之宣散，其阳热能量才会冲击到肺及大脑，造成病症。可见肝的主要工作还在肝—胆这个循环上。

脾

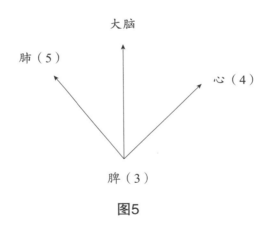

图5

由图5可知，脾主运化的作用可直接供给心、肺及大脑，而脾能量的来源不光有自身的小冲气，还有肾和肝的供给。其实肺、心的降也会为脾提供阳热能量，而且一方面还应该有胃经的阳气供给脾，脾对肝及肾的作用是升清到上面的精微物质通过膀胱经、少阳经及心经的降回补肝及肾。

不过，脾升清的范围也不像图4中表示的那样宽泛，在正常的生理情况之下，其只起一个吸收的作用，而把这些营养物质传输上去其实是肝、心的功劳，所以为心、肺及大脑提供阳热能量的工作是由肝及心在做。

心、肺

从图6、图7可知，心对肺及大脑有提供阳热能量的作用。肺对大脑没有直接提供阳热能量的作用，而是通过肺降把阳热能量降到后天中气那里（还有降到肾中），再通过它们间接地为大脑提供阳热能量。

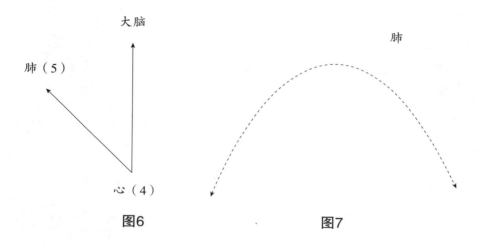

图6   图7

究其原因，与心和肺所处的位置及其生理功能有关。

心主血脉，与夏季、南方、热、火、辛味、赤色等有着内在联系，所以心有主宣散的作用，它是在肝主疏泄的基础上又往上迈了一个台阶。而对大气层来讲，从春天到夏天，太阳从南往北移，地面受热越来越多，气温也越来越高，空气对流旺盛，对流层的顶部也越来越高，大气层的压力则越来越小，也就是往外扩散的程度越来越强。

夏至时，太阳移到北回归线上，地面上所受热量最多，可这时对流现象并没有达到最大值，由于积温的作用，对流层顶部还在往高处走，在大暑（阳历7月22日或23日）达到最大值，这也是大气扩散的最大值。然后大气层的压力才开始增大即升极而降，气候正式从夏进入到秋天。而且随着太阳南移，对流层顶的下降，大气压力增大的程度开始越来越重。

最能体现大自然升极而降的就是夏之宣散和秋之沉降。对应于人体，心应把宣散的作用最大化，就像夏天的庄稼和树木一样，让枝叶长到尽可能到达的高度。这样可看出，心给予大脑阳热能量就是其宣散的体现。不光如此，心对全身各处（包括最外层的皮肤）都应有这样的作用，肺主皮，即其对肺也有提供阳热能量的作用。

可由于能量（即热）有往上走的特性，处于身体下方的部位就要让心"费心"了。从五脏所处的位置可看到，心处高位，只在肺和大脑之下。从中医的角度看，高位宜降。对应大自然更好理解一些，从海拔高往海拔低处呈收紧状态，这就是一种收降，更是肺收的真实体现。肺主肃降，与秋季、西方、燥、金、白色、苦味等有内在的联系。

可这样对于心却有些说不通，既然处于高位，那么应以沉降为主，而心又主宣散，还要克服热往上走的特性，将宣散进行到身体的最下端，把作用最大化，那么心用什么方法做到了这一点呢？在这里心很聪明地选择了血管，让管道四通八达到人体的各个角落。往上走的，心利用了热往上走的特性，可血液自身的重量是其需要克服的；往下走的（在这里，降和宣散其实是同一个作用），心又利用了重力的作用，可热往上走所产生的拮抗作用是其需要面对的。这样一来，心就需要更多的能量动力，这说明心自身小冲气的能量较强大，这与其胚胎发育过程中的特化程度有关，其能量应是与胃及先天中气处于同一水平的，而且还有其他脏的帮助为其提供能量。

从前面的讨论可知，为心提供能量的分别是肾、肝和脾，可它们为心提供的能量并不是均等的，那孰多孰少呢？

节气上，春天过后是夏天，这和肝疏泄到一定的程度，心的宣散来接手是一脉相承的。在能量上，它们有延续性。而肾主闭藏，在能量的供应上能少则少（除非肝来无理抢夺）。脾主运化，其主要的作用就是吸收水谷精微，对心阳提供不了实质性的帮助。更为直接的还是肝，肝是"将军之官"，其性刚强暴急，气急而动。这也可以从临床来印证，有一个成语叫怒发冲冠，是说人在发怒的时候，火气会蹿到头顶，让头发跟着抖动，把帽子都顶了起来。

中医以往的认识，巅顶处只有肝经才能到达。其实，这里是指有心的宣散才能到达的。可是人在发怒时，肝把心该干的活也干了，而且是在极短时间内，这往往成了临床上很多疾病的发病原因，也成就了这个成语。

当肝本身的能量告罄后，它会向肾去索取，而肾又会向先天中气那里去借，直到人的先天中气用尽为止。

所以，心在自身的小冲气较强盛且有肝的帮助下，才有了心脏不停地收缩泵血到全身各处，既发挥其宣散之性，又给身体提供了往下降的能量，而其降下来的能量因其宣散而可以降到最远端，即手和脚。还有，它降下来的能量还可到达五脏之一的肾（还有后天中气那里），让降下来的能量回归，这些能量能够帮助肾发挥主收藏的功能，这样就让肾本身的能量节省下来一些，达到循环利用。

6

六腑正常运行的关键——通降有序

六腑，是胆、胃、小肠、大肠、膀胱、三焦的总称，它们的共同生理功能是"传化物"，生理特点是"泻而不藏""实而不能满"。

每一腑都必须适时排空其内容物，才能保持六腑通畅。突出强调"通""降"二字，若通降失调导致的太过与不及，均属于病态。

胆

肝经疏泄到上面的阳热能量储存在少阳胆经内，参与人的生命活动，如太阳传经于少阳，少阳胆经便参与抗邪，出现忽冷忽热等症状。

如果肝经疏泄太旺盛，则胆经中的阳热能量过多，若是胆经的功能正常，便可把过多的阳热能量往下降，用于补充后天中气或肾中的小冲气，这是最好的选择，还有一种情况是降下来的热量从小便排出去。

如果胆经的功能不正常，则过多的阳热能量堆积在上面，不光耗气还会出现各种病症。

其实胆经的功能正常与否，与肝经有直接的关系。如果肝本身的小冲气足旺，其对胆经的引力也就能正常运行（也可认为是后天中气斡旋的结果），则肝—胆经的循环便会正常运行，胆经也就不会贮存过多的不必要的阳热能量，人便不会发病。反之，肝本身的小冲气很差，则其对胆经的引力也就不能正常运行，则肝—胆经的循环便不能正常运行，疏泄到胆经的过多的不必要的阳热能量便停留在那里耗气，人便会发病。

胃

中医学非常重视"胃气"，认为"人以胃气为本"。胃气强则五脏俱盛，胃气弱则五脏俱衰；有胃气则生，无胃气则死。所谓胃气，其含义有三：其一，指胃的生理功能和生理特性。胃为水谷之海，有受纳腐熟水谷的功能，又有以降为顺，以通为用的特性。这些功能和特性的统称，谓之胃气。由于胃气影响整个消化系统的功能，直接关系到整个机体的营养来源。因此，胃气的盛衰有无，关系到人体的生命活动和存亡。所以在临床治病时，要时刻注意保护胃气。其二，指脾胃功能在脉象上的反映，即脉有从容和缓之象。因为脾胃有消化饮食，摄取水谷精微以营养全身的重要作用，而水谷精微又是通过经脉输送的，故胃气的盛衰有无，可以从脉象表现出来。临床上有胃气之脉以和缓有力，不快不慢为特点。其三，泛指人体的精气，其实所谓的胃气，与后天中气有很多相似之处。

《伤寒论》第184条：问曰：恶寒何故自罢？答曰：阳明居中，主土也。万物所归，无所复传。始虽恶寒，二日自止，此为阳明病也。

此条的阳明是指足阳明胃，胃的阳气是后天中气的重要组成部分。当患者胃的阳气较旺盛，且邪传经于阳明时，阳明胃不再主降，而是去抗击外邪，因为阳明胃的阳气不但马力大且"动作迅猛"，外邪很容易被击退，所以始虽恶寒，二日自止，恶寒自罢。此为阳明病传经于阳明，如果不传经于阳明（即使阳明经较旺盛），当外邪侵犯之时，身体便会调动后天中气中其他的力量，比如脾、肝甚至是心，那么往往外邪被抗击掉的时间会长一些，虽然肝经也具备迅猛的特点，但其阳气不及胃的浩浩荡荡，不能一举歼灭外邪，"阳明居中，主土也。万物所归，无所复传"，是说阳明胃的能量足够大。

小肠

略

大肠

略

三焦

略

膀胱

太阳膀胱经与少阴肾经相为表里，少阴肾经升到上面的阳热能量（其是缓慢的绵润的，即使多也不会耗人体的气）储存在肺—膀胱经内，抗击外邪，这种阳热能量越多说明人的先天中气越足，外邪越侵害不了人体。只有肝经疏泄旺盛代替心之宣散，或心之宣散也异常旺盛，这些热贮存在膀胱经（已变成邪气），才会消耗人的气力，才会发病。

如果肝经异常的话，久而久之便会调动肾中的阳热能量，进而影响先天中气。这样先天中气对膀胱经的引力便会减弱，聚集在膀胱经里的阳热能量便不能降下来。一来耗气，二来这些阳热能量在引力减弱的情况之下，还可以以汗的形式冲出身体。此时不仅先天中气呈现虚象，后天中气也会虚，从而形成表虚证。整个身体呈现疏泄大于收敛的状态，外邪便容易侵犯人体。

所以膀胱经的功能正常与否，不光与肾的小冲气有关，与先天中气也有密切的关系，这是因为肾是膀胱降的功能的能量来源。如果肾本身的小冲气足旺，其对膀胱经的引力就会正常，则循环能正常运行。即使肝经活动异常（短时间没消耗太多的肾气），膀胱经也不会贮存过多的不必要的阳热能量，人也不会发病。反之，肾本身的小冲气很差，则其对膀胱的引力也就不能正常运行，则循环出现障碍，那么停留在膀胱经里的过多不必要的阳热能量便在那里耗气，人便会发病。

同理，膀胱经的功能正常与否，与后天中气也有着很大的关系。

当外邪侵犯之时，如果肺经和膀胱经有足够的阳热能量抗击的话，便不发病；如果能量不足，人体首先会调集后天中气来抗击之。而肺经和膀胱经阳热能量不足，不光是自己的小冲气出了毛病，也说明后天中气甚或先天中气出了问题。

7

人体的升降如水中的旋涡一般，循环反复，与后天中气的关系最为密切

脾胃是人体的后天之本。

脾主运化，是后天中气的主要供给者。胃在后天中气的建设中，也起到了相当大的作用，胃是人体的另外一大热源，它协助脾参与对

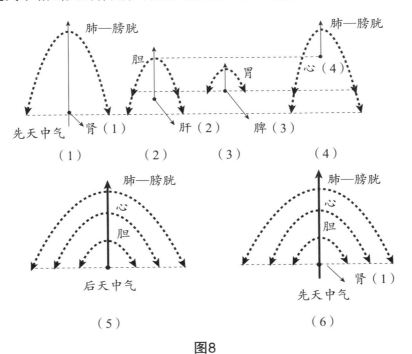

图8

水谷精微的生成及吸收。胃主降，它对脾阳的支持就体现在降；即把食物腐熟得充分彻底，不给脾增加负担。那么还有哪些脏腑参与到后天中气的建设中呢？

从图8可知，肝所处的位置要高于肾，脾的位置高于肝，而心的位置又高于脾，且它们各自有各自的循环。只是脾—胃这个循环的立体空间最小，大于它的是肝—胆的空间立体循环，并且胆经的顶点与心处于同样的高度。

对于脾—胃这个循环来说，胃降在这个循环中还能表现出来，但脾的升清（此指传统意义上的升清，并不是脾—胃这个小循环升的作用）不能体现。从传统中医理论的角度，脾的升清是要把营养物质输送到全身各处，即疏散到人体最外层的肺—膀胱经中。而图中所显示的脾的升清只在脾—胃这个小循环里，达不到肺—膀胱经那样的高度，那我们怎么去理解脾的升清呢？

在这里我们暂且把脾的升清的问题放一下，先看看哪个循环能到达人体的最外层，即肺—膀胱经，只有到达这里的循环才能与升清形成关联。

从图中可知，肾—肺—膀胱经及心—肺—膀胱经这两个循环能做到这一点，因为肾—肺—膀胱经不光体现了肾这个小冲气与肺—膀胱经的循环，还涉及先天之本（先天中气）与人体最外层的关系，在这里暂且忽略（不具备迅速的特性）。

那么在讨论后天中气的范畴中，只有心—肺—膀胱经这个循环能达到人体的最外层，因而可以推测心是与升清有关。

而心与脾—胃这个循环是有距离的，那么脾胃吸收的营养物质是怎么到达心这里的呢？

还是回到图中，从图中可知，胆经的顶点与心处于同一个水平高度，而胆经里的阳热能量是肝疏泄上来的，肝在疏泄的过程中是有能力把脾胃吸收的营养物质升清到这个高度的。这样就推测出脾胃吸收的营养物质是通过肝的疏泄达到胆经这里，再加上胆经的顶点与心是同一水平高度，这样心从胆经这个水平高度把这些营养物质接收，然后再把这些营养物质输送到全身各处。

如果把肝经疏泄比喻成火箭的第一级推进器，心再把转输的工作接过来，相当于火箭的第二级推进器，直至把能量送至最表层的肺—膀胱经。

营养物质的吸收与升清这两个动态过程对后天之本（后天中气）的构建是很重要的。通过上面的分析，现在可以确定参与后天之本（后天中气）建设的脏腑有胃、脾、肝、心，那么还有没有其他脏腑参与了呢？

从前面的分析中可知，胃、肝与肾为脾提供阳热能量好理解一些〔因为后天中气具有在极短时间内为全身各处提供能量的特性，而肾提供的能量是缓慢、涓涓细流的，更多时候是要通过肝的"传输"，不具备迅捷这个特点。所以在后天中气的建设中暂且忽略其作用（但不是说其不为后天中气提供能量，只是慢和少而已）〕，此外心、肺的降会为脾提供阳热能量，但它们是如何为脾提供阳热能量的呢？

我们知道，心、肺居脾胃之上，高位宜降，心通过血管把阳热能量下沉到脾胃这里，使其既有心之宣散的作用（通过血管把阳热能量宣散到人体的最外层），又有沉降的功能。沉降使心的阳气下沉到脾这里，既助其运化，同时又能把水谷精微传输出去（心通过升和降两方面来参与后天中气的建设）。

同理，肺主肃降，其主要功能就是把自身（肺—膀胱经里的）阳热能量及心经升上来的阳热能量再下沉到脾胃这里，以便把对人体有用的阳热能量重复利用起来，这也是另外一种补脾、补后天中气的方法，所以说肺也参与到后天中气的建设当中。

而胆经也是通过其降的功能把肝经疏泄上来的阳热能量再沉降下去，来达到补后天中气的作用，且其与肺、心一样，在降的过程中把对身体有用的阳热能量重复利用，糟粕则排出体外。

现把后天中气参与气机升降循环的动态过程列举如下：

（1）（后天中气）胃—脾—肝—心—肺—（后天中气）胃，形成一个循环，这个循环是后天中气参与气机升降的主要的一个动态过程。

（2）后天中气—心—后天中气。

（3）（后天中气）胃—脾—肝—胆—（后天中气）胃—脾。

（2）、（3）是后天中气参与气机升降的次要的动态过程。

（4）胃—脾是最简单的动态过程。是脾胃吸收营养物质为后天中气的建设提供最基本的物质保障。

此外后天中气还参与到先天中气的循环中，但其只降到肾这里，因为先天中气是不可再生的（图8中已标示），即后天中气—肝—心—肺—肾，及后天中气—肝—心—肾，以及后天中气—肝—胆—肾这三个循环中。

综上所述，后天中气的建设其实是在脾、心、肝、肺及胃（胆、肾先忽略不计）的共同参与下完成的，缺一不可，而后天中气也是由这五个脏腑的阳热能量一点一点积攒起来的。但五个脏腑提供的能量在后天中气中所占的比例不一样，一般情况之下，脾胃所占比例高一些，肝次之，心及肺又次之。

由于后天中气具有"较为迅速"的特点，在身体需要其支持的情况下，它会首当其冲。正因为后天中气有这个特点，如果在极短的时间内，后天中气出现严重的不足甚至耗尽，同时人体又不能从先天中气那里调来阳热能量，那么人也会死亡。而后天中气中胃气占了很大的比重，所以中医界便有了这么一个定论，有胃气生，无胃气亡。

同理先天中气与肝、心、肺也会形成一个循环，但先天中气与后天中气在气机升降中的循环又不一样。这是因为后天中气具有迅捷的特点，且其是由多个脏腑组成的，所以其循环需要多个脏腑的参与。

先天中气的组成要"简单"的多，其是人体阳热能量贮存最多的地方，与太阳及地球的核心一样，对其他脏腑都有提供能量和收引的双重作用。在提供能量方面先天中气是通过肾这个小冲气具体操作的，而在收引方面，先天中气与肾这个小冲气都会对肺—膀胱经有收引作用。先天中气还会对其他脏腑包括肾有收引作用，但这些阳热能量只引降到肾这里，被重复利用，不再往下进行。先天中气对肾这个小冲气只提供能量上的帮助，却不把能量再从肾这个小冲气这里往回引。其中对肺—膀胱经的引力就像地球对大气层的引力一样，如果先天中气受到损伤，其对肺经的引力便大打折扣。

其循环如图（6）：

（1）先天中气—肾—肺—肾，这个循环是先天中气参与气机升降的主要的一个动态过程。

（2）先天中气—肾—心—肾。

（3）先天中气—肾—脾—肾。

（4）先天中气—肾—肝—肾。

（5）先天中气—肾。

上述五条表述了先天中气及肾这个小冲气与其他脏腑的升降关系，并没有体现先天中气对其他脏腑的收引，在此特意提醒一下，不再用文字表述。

此外先天中气还参与到后天中气的循环中，首先其通过肾可以缓慢少量地为后天中气提供一些阳热能量；其次，先天中气在对心、肺等收引的过程中，当降到后天中气的水平高度时，其会对后天中气有一个补充能量的作用，但量相对来说要小一些（图8中已标示），即先天中气—肺—后天中气、先天中气—心—后天中气这两个循环中。

由此可以得出这样一个结论，肺—膀胱经、心经、胆经这三条降的经络，每一条经络都有三种降的力量。一是其本身降的能力，二是后天中气对其降的引力，三是先天中气对其降的引力。并且后天中气还参与到先天中气的循环中，当然其通过降到肾这个小冲气这里，间接地达到补充能量的作用。而先天中气也通过肾这个小冲气与肺、心、肝、脾形成循环，并参与到后天中气的循环中。正因为这些循环交叉反复地动态地进行，才会让人体气机的升降更为复杂也更为多样。

小注

后天中气有加强收敛和支持抗邪的双向作用。

8

中医整体观念下对开阖枢的理解

始见于《黄帝内经》，如《素问·阴阳离合论》中"是故三阳之离合也，太阳为开，阳明为阖，少阳为枢。……是故三阴之离合也，太阴为开，厥阴为阖，少阴为枢"。开阖枢理论，是在气一元论的阴阳学说一分为二的哲学思维基础上建立起来的。

人是处于三维立体的空间里，如果把传统的具有平面化特点的阴阳学说上升为具有立体三维特点的阴阳冲气学说，那么就可以认为人体的开阖枢应只有一个门户。具有阴阳冲气特点的脏腑或个体，其功能活动在此开阖枢的调度之下，以气化的形式出入于门户，适时地改变阴阳冲气出入门户的状态。开则使门户开启，气化活动加强；阖则使门户逐渐关闭，气化活动减弱，以体现人的生命活动。

冲气的性质中，疏泄与宣散对应着自然界的春夏，收敛与封藏对应着秋冬。与之对应的脏腑，其中肝对应春，心对应夏。心宣散到一定的程度会有肺的收敛来参与，肾封藏到一定的程度，肝的疏泄也将发挥作用。而脾正好处于五脏中间的位置，它参与后天之本的"建设"，在五脏中处于斡旋的角色。所以从五脏的角度可推测出，肝与心主开，肺与肾主阖，而脾则主枢，即三阴经中太阴为枢，厥阴为开，少阴为阖。

接着再探讨一下三阳经的开阖枢，首先从"太阳经如藩篱，在人体的最表层，主开"入手。太阳经如藩篱，在人体的最表层，表明其是一个门户，其为什么又主开呢？开的能量从何而来，又是谁来提供的？而足三阳经又主降，足太阳膀胱经亦如此，主降与主开明显是矛盾的。

我们知道足太阳膀胱经与足少阴肾经相表里，其实膀胱经与心经也相互对应，只有心经的宣散才可能让阳热能量到达人体的最表层。在生理情况下，足少阴肾经也可让阳热能量升到人体的最表层（肾经与心经有相通的地方，这也是足太阳膀胱经与足少阴肾经相表里的由来），而足太阳膀胱经再把这些阳热能量降下去。可见太阳主开的说法是不正确的，它是在替心经"干活"，其真正的工作还是主降，把身体升上来的阳热能量（不光生理情况下，还有病理情况下的）降下去。

在正常的情况下，足太阳膀胱经平时是储存一定的阳热能量的（能量来源于心经及肾经，还包括后天中气）。当风寒之邪侵犯之时，储存的阳热能量与之抗衡，当储存的阳热能量大于外邪便不发病，小于外邪就有发病的可能。因为其有抗邪于外的情况，这也是让人认为其有主开作用的原因。但从整体的角度来看，其只是局部主开，整体还是以降为主。

再说一下少阳为枢，少阳居表里之间，司开阖之调节，如同门轴。少阳胆经与厥阴肝经相对应。从上面的分析可知，厥阴为开，其疏泄到上面的阳热能量供身体所用，剩余的再通过胆经降下去。或病理情况下疏泄过度的阳热能量拥挤在胆经，急需少阳经把这些热降下去。所以，胆经的主要工作也是降。正常的情况下，足少阳胆经平时也是储存一定的阳热能量（能量来源于足厥阴肝经及后天中气），当风寒之邪侵犯人体之时，而太阳经抗邪不利，需其支援，胆经的这些阳热能量便参与太阳经的抗邪，于是就出现了小柴胡证，而胆居于太阳与阳明之间，所以便让人认为其有门轴主枢的作用。

最后说一说阳明主阖，阳明胃经是与太阴脾经相对应的，而人体是将脾胃合称为后天之本。胃主受纳水谷、腐熟水谷，且其功能必须与脾的运化功能相配合，才能顺利完成。水谷化为精微，以化生气血津液，供养全身，是气血生化之源，供应着人体正常生命活动所用，而人体的生命活动是以气化为表达形式，那么就得出气化的能量来源于脾胃（除外先天之本发挥的气化作用）的结论。所以阳明经并不主阖，而是以降的形式参与了脾主枢的工作。

此枢即身体的斡旋功能，通过脾的升清、胃的降浊，既让气血供应全身的生命活动，又让其他四脏各自发挥疏泄与宣散、收敛与封藏的功能，使人的整体出现一种动态的立体的流动状态。

其实若是进一步探讨，每个脏腑又都蕴含了各自的开阖枢，只不过对于人的整体而言，它处于开阖枢的哪一种情况，即哪种形式为其在人体中的主要表达形式，那么这种形式一定占优，这也是人体具有极其复杂性的原因。

通过分析，理清了五脏及太阳、少阳、阳明在开阖枢上各自的作用，即肝与心主开，肺与肾主阖，脾主枢，三阳经都储存了一定量的阳热能量。只有在抗邪于外时，才有局部的开的表现，整体上还是以降为主，其中足太阳膀胱经又是人体门户之所在，而阳明胃经参与了枢的工作。

9

任、督、冲三脉与先天中气和后天中气的关系

　　督脉主干行于身后正中线；任脉主干行于前正中线，起于胞中，出于会阴，上循毛际，循腹里，上关元，至咽喉，上颐循面入目；冲脉主干起于肾下胞中，经会阴出于气街，并足少阴肾经，挟脐上行，至胸中而散。其分支：从胸中上行，会咽喉，络唇口，其气血渗诸阳，灌诸精。从气街下行，并足少阴经，循阴股内廉，入腘中，行胫内廉，至内踝后，渗三阴。从内踝后分出，行足背，入大趾内间。

　　而督脉其分支：其少腹直上者，贯脐中央，上贯心，入喉，上颐，环唇，上系两目之下中央；冲脉还有一个分支，从胞中向后，行于脊内，上循脊里。不难发现，督脉与冲脉两者在经脉的循行上有部分重叠。两条经脉都起于肾下胞中，都有行于后背脊内的经络，在腹部督脉还有其少腹直上者……冲脉有"经会阴出于气街，并足少阴肾经……"

　　不光督脉与冲脉重叠，任、督、冲三脉都起于肾下胞中，并且按照王冰的说法，"督脉与任脉是以背腹分阴阳而别为名目，冲脉则因其气上冲命名，实则督脉、任脉、冲脉一源三岐，异名而同体。"这就是王冰整理《素问》时，提出"一源三岐"的理论依据，这个理论

与《老子》中"道生一，一生二，二生三，三生万物，万物负阴而抱阳，冲气以为和"有相通之处。

9.1　冲气以为和的冲气与一源三岐的关系

冲气以为和的冲气是个体气化功能即生命力的体现，是老子三生万物所表述的，是人的生命力的最直接的表达方式，其包括先天中气、后天中气及五脏各自的小冲气。

而一源三岐也是一体分三，起于肾下胞中（人体元气之所）。督脉是阳，任脉是阴，冲脉即是冲气，可一一对应上，可谓天衣无缝，然而事实如此吗？下面就探讨一下。

9.2　冲脉与后天中气的关系

冲脉有十二经脉之海、五脏六腑之海、血海之称。言十二经脉、五脏六腑之海，主要是强调冲脉在十二经气血通行、渗灌中所起的重要作用。而督脉交会全身所有的阳经，为阳脉之海，任脉交会全身所有的阴经，为阴脉之海。因此，冲脉通过交会任、督脉而通行十二经气血。故被称为十二经脉之海。而五脏六腑与十二经关系密切，故也可称为五脏六腑之海。十二经有通行溢蓄全身血气的作用，故又可称冲脉为血海，其与女子经、孕，男子发育、生殖功能也有着密切联系。

《素问》王冰注："冲为血海，任主胞胎，两者相资，故能有子。"只有血海充盈，女子才能"月事以时下"；男子才能"澹渗皮肤，生毫毛"（胡须）（《灵枢·五音五味》）。《临证指南》也说："血海者，即冲脉也，男子藏精，女子系胞。"

而《灵枢·五音五味》："宦者去其宗筋，伤其冲脉，血泻不复，皮肤内结，唇口不荣，胡须不生。" "天宦者……其任冲不盛，宗筋不成，有气无血，唇口不荣，故须不生。"

从中可以看出宗筋（男性外生殖器）属于冲脉的走行范围内，以男子为例，宦者去其宗筋，伤其冲脉，但却不影响其寿数。这说明去其宗筋后，其先天中气并未受到影响，只是血泻不复，有气无血了，故唇口不荣，胡须不生。

反向推之，冲脉起于肾下胞中（是真正的先天之本、先天中气之所在，而且其不是一个脏器）并不成立，冲脉应与先天之本、先天中气没有直接的联系，也就是说一源三岐的说法是有待商榷的。冲脉通过交会任、督脉而通行十二经气血是不成立的，那么冲脉与十二经脉、五脏六腑等的联系又是怎样来完成的？

现在先关注一下宗筋。

"足少阴经筋，走于小指之下……并太阴之经筋而上，循阴股，结于阴器……"说明足少阴经与宗筋有直接的联系。

在前面的分析中，知道冲气包括先天中气、后天中气及五脏各自的小冲气，宗筋就应属于五脏中肾这个小冲气。

肾的小冲气既提供自身生命活动所需要的能量，又兼顾着肾的生发之性，肾的小冲气的生发之性将以气化的形式供给需要其支持阳热能量的脏器。

当去其宗筋后，肾的小冲气受到了很大的损伤，促进性与生殖功能成熟的物质——天癸及其生发之性等已不复存在，那么需要其支持阳热能量的其他四脏的工作将由先天中气直接来完成，因先天中气对于每个个体来说，在受精卵形成的那一刻就固定不变了，所以宦者的寿命并不会受到多大影响，反而因没有性活动等的过度消耗，从而间接地令先天中气耗损最小化，这样还可延长寿数。

现在再看看其他脏腑的情况。

《素问·痿论》中说："阳明者，五藏六府之海，主润宗筋……

冲脉者，经脉之海也……与阳明合于宗筋。……"这说明足阳明胃经与宗筋及冲脉也有直接的联系。

"足厥阴肝经之脉……循股阴，入毛中，环阴器。足厥阴络脉……其别者，循胫，上睾，结于茎。"这说明足厥阴与宗筋及冲脉也有着直接的联系。

足太阴脾、手太阴肺、手少阴心等虽没有经络与宗筋有直接的联系，但与冲脉的联系还是很紧密的，张景岳曾对冲脉分布给予高度概括："其上自头，下自足，后自背，前自腹，内自溪谷，外自肌肉，阴阳表里无所不涉。"（《类经》卷九）

这说明两点，其一，冲脉的循行路线（主干）应与足阳明胃经、足少阴肾经、足厥阴肝经邻近（三者与宗筋比邻），去宗筋后伤冲气，说明宗筋位于冲脉上；其二，不光胃经、肾经、肝经与冲脉联系密切，五脏六腑中其他的脏腑与冲脉亦是如此。现在又回到刚才的问题上了，冲脉与十二经脉、五脏六腑等的联系又是怎样来完成的？

解决这个问题之前，先梳理一下后天之本（后天中气）的情况。

后天中气的建设其实是在脾、心、肝、肺及胃的共同参与下完成的，而后天中气也是由这五个脏腑的阳热能量一点一点积攒起来的，但这些脏腑提供的能量在后天中气中所占的比例是不均等的。后天中气不光是上面的五个脏腑参与组成的，其实肾也是其中之一的脏腑，因为后天中气具有在极短时间内为全身各处提供能量的特性，而肾提供能量以较缓慢，更多时候是要通过肝的"传输"，不具备迅捷这个特点，所以在后天中气的建设中暂且忽略其作用（但不是说其不为后天中气提供能量，只是慢和少而已）。

通过上面分析我们得出，后天中气与五脏六腑有着极其密切的关系，而且其还有迅捷的特点。而后天中气的作用体现在哪儿呢？

后天中气在气机升降中占有很重要的位置，后天中气的阳热能量相比单个脏腑的阳热能量来说是巨大的，在生命的过程中既给予肝、脾、心、肺能量上的支持，又对其有收引的作用，其收引的作用又可以加强肺、心及胆经降的功能。所以说，后天中气对与之形成循环的肝、脾、心、肺也有双向调节作用。

此外后天中气还参与到先天中气的循环中，但其只降到肾这里，因为先天中气是不可再生的。即后天中气—肝—心—肺—肾，及后天中气—肝—心—肾，以及后天中气—肝—胆—肾这三个循环中。

当然肝—胆、脾—胃、肾—膀胱、肺—大肠、心—小肠等还有各自的小循环，这些小循环丰富了人体气机正常的升降关系，让人体成为一个更为精密的个体。

梳理完后天之本（后天中气）的功能和作用，会发现其在分布和功能上与冲脉很相近，即都有能通行全身的阴阳表里及溢蓄全身血气的作用。现在可以得出结论，冲脉与十二经脉、五脏六腑等的联系是通过后天中气来完成。

9.3　重新定义任脉、督脉及冲脉的走向

既然一源三岐不成立，那么督脉和任脉的走向是在一源二岐的基础上，督脉主干行于身后正中线；任脉主干行于前正中线，方向都是向上的（督脉分支稍后再论），督脉和任脉交会于两目之下中央。

上面已经提到王冰注一源三岐中督脉与任脉是以背腹分阴阳而别为名目，其实督脉、任脉是先天中气在经络上的具体体现。先天中气即元气，道所生的一，是人体的元气，元气是由阴、阳二气及冲气组成的，每一个功能性的脏腑乃至每个细胞都是阴阳和冲气同体，阴、阳二气是组成元气的物质基础，阴，液也，阳，热也，两者的结合虽然也能生成一团氤氲之气，但其不具备生发之性，只有冲气的参与，它比个体的阳热更有能量，更能参与个体本身及人的整个生命活动之中，此功能即气化，它是人的生命力的最直接的表达方式。

先天中气的气化作用对于人体很重要，上面已分析了后天中气的气机升降（其实就是气化）具有迅捷的特点，而先天中气及肾的气化作用的特点是缓慢，舒缓的气化可让人的寿命更长一些。

先天中气的气化在经络上的体现就是督脉和任脉，如果把先天中气的气化作用比喻成一个蒸锅，任脉就是蒸锅里的水，督脉就是蒸锅的锅盖及锅壁，点火加热的过程就是气化。

通过这个比喻，可以清楚地看出任脉和督脉的关系，人在直立行走之前，其先天中气所位居的位置应在神阙穴这里（对应着其他哺乳动物的百会，都在脊椎骨的最高处）。当人直立行走后，其先天中气的位置会落下一些，即现在所在的肾下胞中（关元穴）的位置，而人体的最高点不在脊椎骨的最高处，而是头颅，那么大量热量就会聚集到头这个的地方。

整体上前正中线的任脉是阳气汇聚的地方，气化之后阳热能量往上即后背及头的方向（即督脉）升腾，其实也是供应身体所需能量的过程（供给全身营养的过程），到了顶端，气化液，在气化液的过程后就该沉降了，这些液态物既有可回收利用的阳热能量还有一些糟粕，所以或重复利用（也可补后天中气），或以汗或尿的形式排出体外。所以说阳气行于腹，阴液归于背。那这个化液过程所形成的经络的走向会在哪里？

在冲脉的循行中，还有一个分支，从胞中向后，行于脊内，上循脊里。方向是向上的，其实这个经络的方向是向下降的，在督脉的内里侧，是任脉气化到督脉后沉降的经络。

分析完督脉、任脉功能及走向，现在再探讨一下冲脉循行路线。

《难经·二十八难》："冲脉者，起于气冲，并足阳明之经，夹脐上行，至胸中而散也。"

这与之前的所述又有所不同，前之所述是并足少阴肾经，不管是并足少阴肾还是并足阳明胃经，似乎都有些牵强。

既然冲脉是通过后天中气的气化来与十二经脉、五脏六腑等发生联系的，那么路线上它与后天中气应该有关。如果说先天中气的气化作用是文火形式，那么后天中气的气化形式就是武火，文火对应和缓，武火对应迅捷。

　　文火武火所用的"器材"即蒸锅都是一样的，只不过是在人体所居的位置不一样，先天中气的位置在关元这里，那么后天中气所对应的人体位置又在哪里呢？

　　从经络的分布可以看出，肾经、阳明胃经及脾经、肝经都是以任脉为中心左右对称，如果展开得更广泛一些，胆经、肺经、心经，甚至膀胱经亦是如此。

　　而十二经络与后天中气有着密切的联系，它们是建立在后天中气基础上从而形成的特殊网络系统，每条经络都与后天中气有着紧密的联系，那么后天中气所处的位置应该在十二经脉甚至是人体的中心点上，这个中心点位置就是神阙穴。

　　而神阙穴的形成与胎盘有关，胎儿是通过胎盘从母体中获得营养，出生后胎盘剥落，留下神阙穴，婴儿离开母体后其所需的营养则从脾、胃、肺那里获取。

　　看起来神阙穴似乎没有什么用处了，其实在人体的作用相当巨大，神阙穴是以收缩的状态呈现在人们面前的，是人体获取后天中气在穴位上的表示，也是武火的发动点，肚脐越深的人身体越壮实。

　　而后天中气则是这些经络所在的脏腑（脾、心、肝、肺及胃等）的阳热能量一点一点积攒起来的，那么通过后天中气的气化来与十二经脉、五脏六腑等发生联系的冲脉也应与神阙穴相关联，再加上前之所述宗筋也在冲脉上，可以推测出冲脉也在任脉这条线路上，只不过其循行路线是督脉的分支，但要把其"少腹直上者去掉"：即贯脐中央，上贯心，入喉，上颐，环唇，上系两目之下中央，只不过位置比任脉深一些，与肚脐的深度接近。

接下来再细细分析一下冲脉的降支。

首先其降也应与后天中气相关联。

其一，后天中气在气化过程中与先天中气有相似的过程，只不过比先天中气更迅捷一些，单位时间内生成的能量更大一些。所以在后背，在任脉与督脉气化后沉降的经络内里侧，有一条相同路径的经络是冲脉的沉降支。

其二，在后天中气的建设当中，脾胃是最主要的力量，脾经胃经的走向——脾经是从足走胸主升，胃经是从头走足主降，所以足阳明胃经的降也应属于冲脉降的范畴，而且阳明胃经"起于鼻……旁约太阳之脉"，与冲脉升到上系两目之下中央很近，会加强冲脉的降的功能，这也从另一个侧面胃经的降是冲脉降支中主要的力量之一。

"从气街下行……入大趾内间"中"从气街下行"是指足阳明胃经的降；"并足少阴经，循阴股内廉…行胫内廉……入大趾内间"是肝、脾及肾经以升的形式参与到后天中气建设当中的体现，当然也体现了冲脉升支。

其三，还有一个经络的降很重要，那就是膀胱经，"膀胱经起于目内眦……"与冲脉升到上系两目之下中央很近，自然会加强冲脉的降的功能。而且前面提到"从气街下行……入大趾内间"中有"入腘中"三个字，这说明冲脉的降是与膀胱经有关联，且督脉内里侧属于冲脉的降支到了腰骶部时会别入膀胱经，而腘中即委中，是气血汇集的一个穴位，所以说膀胱经也是冲脉中很重要的一个降支。

其四，冲脉的降支不光体现在下肢，在上肢也有一个降的经络，这条降的经络就是手厥阴心包经，在第10节再叙。

当然与后天中气有所联系的其他脏腑（功能以降为主的经络），比如胆经、肺经等也都属于冲气降的一部分。

综上所述，大致归纳一下任脉、督脉及冲脉的走向。

任脉主干行于前正中线，督脉主干行于身后正中线，两脉交于两目之下中央，从两目之下中央往下有一个降支，此降支在督脉内里侧，一直降到肾下胞中，形成一个循环。

冲脉升支的走向是：贯脐中央（是从神阙穴开始），上贯心，入喉，上颐，环唇，上系两目之下中央，位置比任脉深一些，与肚脐眼的深度接近，是主要的升支。

次要升支有脾、肝、肾及心的升。

冲脉的降支的走向是：在后背，从两目之下中央开始，在任脉与督脉气化后沉降的经络内里侧，有一条相同路径的经络是冲脉的沉降支，是主要的降支。

次要降支有胃、膀胱、肺、胆及心的降。

升与降之间形成各自的循环。通过升降来达到供应身体所需能量的过程，然后把可回收利用的阳热能量重复利用，回补后天中气，还可间接地回补先天中气（但只是补到肾的小冲气），然后再把糟粕排出体外。

9.4 小结

任、督、冲三脉一直以来都被认为是一源三岐，从而把它们与先天之本（先天中气）紧密地联系在一起，但又被认为冲脉是十二经脉之海，五脏六腑之海，显然冲脉与后天之本（后天中气）联系更为密切，笔者在此进行一些探讨，认为任脉、督脉是先天之本（先天中气）在人体经络上的具体体现，并丰富了与任脉、督脉相对应的下降支；而冲脉是后天之本（后天中气）在人体经络上的具体体现，并对冲脉的走向提出一些建设性的参考。

10

对手三阳经、三阴经的探讨

十二经络是经络系统的主干，是腧穴学的重要组成部分，"内属于腑脏，外络于肢节"，将人体内外联系成一个有机的整体。而手足三阴经、三阳经是建立在后天中气的基础上而形成的经络，每条经络都与后天中气有着紧密的联系，现在对手三阴经、三阳经做进一步的分析与探讨。

10.1 后天之本（后天中气）与十二经络的关系

笔者认为："任脉、督脉是先天之本（先天中气）在人体经络上的具体体现，而冲脉是后天之本（后天中气）在人体经络上的具体体现。"

由此可看出后天中气与十二经络联系很密切，下面进行深入的探讨。

10.2 后天中气在经络中发挥的作用

因为后天中气对与之形成循环的肝、脾、心、肺也有双向调节作用，既能给予这些脏腑能量上的支持，又对其有收引的作用，帮助其完成各自的小循环。但仅仅是帮助而已，像肝—胆、脾—胃、肾—膀胱等完成其各自的循环还是以自身的冲气为主。

不过因为有后天中气的参与，肝、脾、肺、心、肾等经络在穴位上也体现出后天中气的作用来，当然是以穴位的主治功能来体现。而后天中气的建设其实是在脾、心、肝、肺及胃的共同参与下完成的，后天中气也是由这五个脏腑的阳热能量一点一点积攒起来的，但这些脏腑提供的能量在后天中气中所占的比例是不会均等的。而且，由于个体之间的差异，后天中气的组成比例也存在着很大的差别，这可能也是临床症状繁复不一的原因之一。

所以说，每条经络的各个穴位的功能，除了具有自身这条经络的主治功能外，还可治疗其所在部位及邻近部位的病症，而且还会有后天中气中所包含的那些脏腑的功能，只不过侧重点不一样。比如足太阴脾经，其主要功能是主运化，主统血，主肌肉和四肢，开窍于口，其华在唇。

隐白穴，除了主治运化、统血失调导致的月经过多，崩漏，尿血，便血，腹胀等，还可治疗癫狂，梦魇，多梦，惊风等与肝经有关的疾病；同样，大都穴不光治疗脾经的病，还治与心经有关的热病无汗的病症；太白穴亦如此，其还治疗与肺经有关病症。

但因脾经与肝、胃的关系更密切一些，所以在穴位主治上，有较多的穴位的主治功能可体现出肝、胃的作用来。其他经络包括手三阴三阳经亦如此，不再一一叙述。

10.3　对手三阳经及三阴经的探讨

在传统经络中，足三阴、三阳经比较成熟，在这里不做过多论述。

现在对手三阳、三阴经进行重点探讨。

手太阴肺经是降的经络，对应的手阳明大肠经应是升的经络，但大肠是属于六腑，六腑以通降为顺，所以这个命名有待商榷。同样，手太阳小肠经也存在这个问题，而手厥阴心包经、手少阳三焦经在命名上也需仔细斟酌。

太阳主一身之表，而肺主皮毛，且肺是全身皮肤延续到内里（五脏之中）唯一的脏器，所以足太阳膀胱经与手太阴肺经有重叠的部分，且肺经要大于膀胱经。

因为手太阴肺经处于人体最外面，所以其降对应的升只有心经的宣散才能够到达，所以手阳明大肠经所代表的经络应是心经的升，而手阳明大肠所代表的这个经升到上面后，接下来的经是足阳明胃，其与足太阴脾经是一对升降关系。但脾在循环中只起吸收营养的作用，从经络走向上也可以看出来，足太阴脾经的终穴是大包，而升的最高位置是周荣，在第二肋间隙，距前正中线6寸，在中府穴（正好是人体各大重力系统坐标系中的最高位置）下方。

而足阳明胃的降是从高位（承泣穴）开始降，这样就与脾经的表达不对称。从中可看出，胃降的高度要远远大于胃—脾这个小循环，这也是胃降在人体是一个很重要的降的原因，那么胃—脾的循环不光有自身的这个小循环，还应该有一个更大更高的层次，但如何把脾的能量升上去，在经络上达到胃的高度是一个问题。

而完成这个任务的是手阳明大肠经，这是通过肝的参与，把脾吸收的营养物质通过肝疏泄上来，最后再由心的宣散升到阳明胃经这个层次，所以说手阳明大肠经是以心升为主，脾经排第二位，肝经排在第三位。所以此经络的穴位既有治心经疾病的作用也有治脾经、肝经疾病的作用。

同样手少阴心经—手太阳小肠经也存在这个问题。

现在先讨论一下心的作用，前面讨论过心很聪明地选择了血管，让管道四通八达到人体的各个地方。往上走的，心利用了热往上走的特性，可血液自身的重量是其需要克服的；往下走的（在这里，降和宣散其实是同一个作用），心又利用了重力的作用，可热往上走所产生的拮抗作用也是其需要面对的。这样一来，心就需要更多的能量动力，这说明心自身小冲气的能量较强大，这与其胚胎发育过程中的特化程度有关。

从中可看到手少阴心经的降是以血管的形式往下降的，那么与之对应的升是什么呢？

现在可看一下肝—胆循环的讨论。

胆经的顶点与心处于同一个水平高度，胆经里的阳热能量是肝疏泄上来的，而肝在疏泄的过程中是有能力把脾胃吸收的营养物质升清到这个高度的。这样就推测出脾胃吸收的营养物质是通过肝的疏泄达到胆经这里，再加上胆经的顶点与心是同一水平高度，这样心从胆经这个水平高度把这些营养物质接收，然后再把这些营养物质输送到全身各处，直至最表层的肺—膀胱经这里。

当然心接到了肝升清上来的阳热能量，一方面可把一部分用到心降这个工作上，还把另外一部分往上往外宣散出去，其实心降也是心宣散的另外一种形式。

从而可看出与手少阴心经对应的升是肝升，可经络学上却命名为手太阳小肠经，况且小肠为腑，腑以通降为顺，所以手太阳小肠经所代表的经络应是肝经的升。

而从经络学上可看到，手太阳小肠所代表的这个经升到上面后，接下来的经是足太阳膀胱经，其与足少阴肾经是一对升降关系，而足少阴肾的终穴俞府穴与云门穴在同样的高度，说明其已经升到人体的最高处，与足太阳膀胱经形成一个小循环的条件是足够的，足太阳膀胱经是不需手太阳小肠经的参与。

那么手太阳小肠为何要升到听宫（手足少阳、手太阳交会穴）这个高位呢？综合来看，此条经络以心经升为主，肝经疏泄次之，升到这里的原因不是为了足太阳膀胱经与足少阴肾经的循环做准备，而是为了给足少阳胆经与足厥阴肝经的循环提供帮助，从穴位也可看出来，听宫与睛明穴位置相距较远。

最后讨论手厥阴心包经—手少阳三焦经。

手厥阴心包经是降的经络，对应的手少阳三焦经应是升的经络，但三焦是属于六腑，六腑以通降为顺，所以这个命名也有待商榷。

手少阳三焦经最后一个穴位是丝竹空，然后交足少阳胆经，足少阳胆经与足厥阴肝经是一对升降关系。从经络看，足厥阴肝经（上入颃颡，连目系，上出额，与督脉会于巅，其支者，从目系下颊里，环唇内。虽上到头顶，下颊里，但与胆经的瞳子髎穴相距较远，而且还需要考证）的终穴是期门穴，在第六肋间隙，当乳头直下，距前正中线6寸，与中府穴比也是落低的。

足少阳胆经的降是从高位（瞳子髎穴）开始降，这样就与肝经的表达不对称。从中可看出，胆降的高度要远远高于肝—胆这个循环，那么肝—胆的循环不光有自身的小循环，还应该有一个更大更高的层次，这就要求把肝的能量升上去，从而在经络上达到瞳子髎所在的高度。

完成这个任务的是手少阳三焦经，能够把肝的阳热能量升上去，只能是心的宣散才能做到，所以说手少阳三焦经也是以心升为主，肝经排第二位。因此此经络的穴位治疗以心经经络的病为主，肝经病次之。

与手少阳三焦经相对的手厥阴心包经就是一个降的经。从前面分析可知，心经已经有一个降经，如果说心经的升与手三阳都有关联性，是三条升的经，是否除了手太阴肺经，另外两条降的经络如《经络腧穴学》所记录都与心经有关？

其实三条升的经也都有肝经的参与，而降的经是没有其他经络可以依托的，《经络腧穴学》是根据心分为心及心包的分法为依据，才记录心经和心包经都是降的经络，这种分法有些牵强，不及从心主升及心主降两方面论证更为科学，所以还需要考证。

在分析手厥阴心包经之前，先讨论一下为什么足少阳胆经、足阳明胃经都要从高位往下降？

人在没有直立行走之前，比如哺乳动物，其最高点不在头，而是与肚脐相对应的后背脊骨上（百会穴），那么就不需要把阳热能量往头上供应，所以有的经络就没必要再往头上调，而且其先天中气、后天中气都在肚脐即人的神阙穴这里。

而人在直立行走之后，大脑需要更多的阳热能量，那么大量的热就要往上走。其一，阳热能量往上走是正常的自然现象，而由于人的大脑所需的阳热能量太多，所以人体也会做出相应的改变，比如，相对于其他哺乳动物，人的心、肝的功能都要加强不少，这有利于把阳热能量往上输送，而脾胃的功能与其他哺乳动物相仿。其二，先天中气的位置下移一些，所依的原理与弓箭类似，先天中气下移就好比可以把弓箭拉的弧度更大一些，这样积蓄的能量更多一些，也可把阳热能量往上传的更多一些。

既然阳热能量上来的多，那么也要加强降的能力，否则头上的阳热能量太多，头会承受不了。这就是足少阳胆经、足阳明胃经都要从高位往下降的原因。尤其是足少阳胆经，它会接收手太阳小肠经及手少阳三焦经两条经传上来的阳热能量，然后再把身体利用完之后的阳热能量降下来。

已知降的经络除了胆经、胃经还有肺经、心经、膀胱经，当然还有冲脉的降，其中很重要的一条就是督脉内里侧那条降的经络，在腰骶部外出并足太阳膀胱经，这是冲脉在下肢的表达，而冲脉在上肢也应有所表达——就是这条手厥阴心包经。

为什么说冲脉在上肢的表达就是在肺经与心经之间的这条经呢？因为手背侧面上的三阳经都有心经及肝经升的参与，可见肝经、心经做功太多，这样的活动不光消耗过多的心经肝经，对后天中气的消耗也很大，所以后天中气也要加强沉降回收，在此的表达形式就是冲脉。所以说手厥阴心包经是冲脉在上肢一个很重要的降经。

10.4　小结

手三阳经通常以大肠、小肠、三焦来命名，与它们的功能相反，需要再思考一下，本文进行重新地梳理，可命名为手少阳心1经，手太阳心2经，手阳明心3经，而对手三阴经中手厥阴心包经的认定，笔者认为是冲脉一个很重要的降支，可命名为手厥阴冲脉经。

通过对手三阴经、三阳经的分析，笔者进行了一些尝试性的探讨，期望能让经络学简单化、科学化，从而更好地指导临床。

小注

通过经络的分析，在临床上可以很好地指导用药及针灸治疗。比如劳宫穴，是上肢冲脉中一个重要的穴位，人在劳累后天中气不足之时，此穴压痛明显，人会时不时觉得手嗖的放射性地痛一下，针刺此穴效果不错。

11

寒邪致病的特点——原来可以按寒邪的大小来排座次

11.1 寒邪致病的特点

《伤寒论》第1条：太阳之为病，脉浮、头项强痛而恶寒。

太阳主一身之表，而肺主皮毛，且肺是全身皮肤延续到内里（五脏之中）唯一的脏器，所以足太阳膀胱经与手太阴肺经有重叠的部分，且肺经要大于膀胱经。

当外邪侵犯之时，如果肺经和膀胱经有足够的阳热能量抗击的话，便不发病；如果能量不足，人体首先会调集后天中气来抗击之。而肺经和膀胱经阳热能量不足，不光是自己的小冲气出了毛病，也说明后天中气甚或先天中气出了问题（一般的情况是后天中气出了问题）。

后天中气供应不足引起肺经和膀胱经（简称肺—膀胱经）能量不足，当外邪侵犯之时，邪气的能量要大于正气的能量，这时就会发病。

从西医的角度来讲，外感病毒是从鼻或咽部等上呼吸道的黏膜处侵入人体，人体的肺—膀胱经的阳热能量必前去抗击，如果其阳热能量大于病毒的能量，便不会发病，如果弱于病毒能量，便会出现太阳经的病症。

而中医是以皮肤立论，这里的皮肤不包括鼻黏膜、咽部和肺这种"内里"的皮肤，而是太阳膀胱经主一身之表的皮肤。外邪（风、寒、暑、湿、燥、火）在一般的情况下是不能从皮肤进入人体的，但它们紧紧地包着身体，不让皮肤自主地"呼吸"，除非超过了一定的限度（比如较重的冻伤或烫伤等），而外邪和人体只是把皮肤这里当成一个战场。

事实上，中医理论基础就是以这个战场为主战场，所有的工作都是围绕它来进行的（即使是内邪致人体犯病，也有很多症状是从皮肤的感受来体现的，这可能与皮肤处末梢神经丰富、感觉灵敏有关。而从西医的角度来说，外感也是病毒侵入身体所为，也应算内邪，这是西医与中医对致病因素不同的看法）。

当邪气的能量大于肺—膀胱经的能量时，人体必定要调集后天中气的能量前去抗之，而后天中气本来就不足，这也是人体在外感时感觉到累的原因（后天中气不足是人体感到劳累的一个主要原因）。

可即使后天中气再不足，它还得为肺—膀胱经输送能量，来抗击外邪，脉就表现出浮象来，且沉取时多少会感觉不到脉象。

在人体中，能量（属性热）有趋上的特性，所以头项及后背是能量集中的地方，在发病之时，这几个地方是正邪争斗最吃紧的地方，所以症状也最突出。再加上太阳病的外邪以寒邪为主，寒主收引，一个往里收，一个往外散，因而表现出紧张僵硬和疼痛的感觉。

如果外邪是以寒为主，那么身体在这时抗其不足，一定是俱之，便表现出恶寒的症状，而且随着寒邪的轻重，恶寒的程度也有大小之别。

恶寒还有另外情况，夏天天气炎热时，患者外感后也往往有恶寒的表现，这说明恶寒的表现不光与外邪有关，也与后天中气不足有关。

11.2 从寒邪由大到小的角度来分析

11.2.1 寒邪盛大的情况

身体情况	邪气情况	对先天中气后天中气的影响	所用方剂及效果
收敛大于疏泄	寒邪盛大如冰冻等	击穿先天中气后天中气	人亡
收敛大于疏泄	寒邪盛大如冰冻等	击穿后天中气对先天中气损伤较重	《伤寒论》第283条、第287条

《伤寒论》第283条：病人脉阴阳俱紧，反汗出者，亡阳也，此属少阴，法当咽痛而复吐利。

这条不是真正意义上的少阴脉，真正意义上的少阴脉是脉微细，此条是脉阴阳俱紧，阴阳俱紧脉曾出现在太阳表实证中。当寒邪伤表时，内里的后天中气及肺—膀胱经里的阳热能量前去抗邪，两者相争于表，相持不下之际，会出现脉浮紧，而此条是沉紧。此种情况比较特殊，是阴寒邪气太盛，如穿得单薄又来到特别寒冷的地方，人体的三阳经及后天中气都已被寒邪"击穿"，直逼人体先天中气，如冻伤特别严重，就是此条的这种情况。

正邪相争的战场已推进到里面，所以脉表现为沉紧，沉为病在里，紧为正邪相争的激烈，反汗出是与太阳表实证相比较，太阳表实不出汗是因为有皮肤这个屏障，正邪处于对峙状态，当用药后出汗，一般是正胜邪的表现。而此种情况是没有皮肤这个屏障，先天中气与寒邪直接在身体内交锋，从《伤寒论》第12条（在后面章节中）分析可知，寒遇热便成汗，所以当寒邪与先天中气都强大时出的汗必多。

在此种情况之下出现咽痛，当是先天中气较为充足，可以战胜寒邪所出现的情况，阳气上浮便成热，咽是少阴肾经所过的区域，所以会出现咽痛，而复吐利亦是如此，是正邪相争，给邪找出路的情况，如《伤寒论》第287条，以脾家实，污秽当去故也，此种情况恢复的较快。

> 《伤寒论》第287条：少阴病，脉紧，至七八日自下利，脉暴微，手足反温，脉紧反去者，为欲解也，虽烦、下利，必自愈。

此条与第283条相仿，其脉紧是沉紧，是寒盛伤阳的少阴病，有自愈的可能，而不是脉微细但欲寐的真阳衰微的少阴病（这种情况是不可能自愈的）。

至七八日自下利是先天中气与寒邪抗争后，能够驱除体内寒邪的表现，脉暴微，手足反温，脉紧反去者，为欲解也，此微是与紧相对而说的，紧提示寒邪盛，现在不紧了，是寒邪败走了，《黄帝内经》中"大则病进，小则平"，说的正是此处的脉微，手足反温是阳气抗寒成功后得以伸张的表现，本来其内里的阳气就充足，只是被寒邪压住而出现少阴病，这时的烦、下利是驱邪外出时出现的症状，也是一个正邪相争过程的表现。

小结

《伤寒论》第283条与第287条虽说是少阴病，但却不是严格意义上的少阴病，典型的少阴病是脉微细，但欲寐，是先天中气不足后出现的虚证。

而这两条表述的其实是身体平素较好，只是突然受到特别猛烈的寒邪侵袭而出现的症状，是人体的三阳经及后天中气都已被寒邪"击穿"，直逼人体先天中气。此情况可分为三种：

第一种，寒邪太过强盛，先天中气已被其"击穿"，则人亡。

第二种，即第283条及第287条，是先天中气有能力与寒邪抗争，出现咽痛而复吐利，或脉暴微，手足反温，虽烦、下利，必自愈，是先天中气大于寒邪的结果。

第三种情况是处于两者之间，不能自愈，先天中气处于未被其"击穿"，可对症治疗，所用方剂为四逆汤类。

11.2.2　麻黄汤式的寒邪

麻黄汤式的寒邪对正常人是不致病的。

身体情况	邪气情况	对先天中气后天中气的影响	所用方剂及效果
疏泄大于收敛较重	麻黄汤式寒邪	击穿先天中气、后天中气	人亡《伤寒论》第300条
疏泄大于收敛稍重	麻黄汤式寒邪	击穿后天中气，对先天中气伤的较厉害	《伤寒论》第174条、第175条
疏泄大于收敛一般	麻黄汤式寒邪	击穿后天中气，对先天中气也有一些损伤	《伤寒论》第304条、第305条
疏泄大于收敛较轻	麻黄汤式寒邪	即将击穿后天中气	柴胡桂枝汤加石膏
收敛大于疏泄	麻黄汤式寒邪	后天中气不足稍重	《伤寒论》第38条大青龙汤
收敛大于疏泄	麻黄汤式寒邪	后天中气稍不足	《伤寒论》第35条 麻黄汤

11.2.2.1　疏泄大于收敛较重

《伤寒论》第300条：少阴病，脉微细沉，但欲卧，汗出不烦，自欲吐，至五六日自利，复烦躁不得卧寐者，死。

此条与第283条相仿，第283条是特别盛大的寒邪"击穿"人体

（常人）的后天中气，直逼人体的先天中气，而此条并不是常人，其本身就是少阴病之脉微细但欲寐，所以稍盛一些的寒邪便可击穿人体，所以出现沉微细的脉象，第283条的少阴病好恢复一些，而此条却不好恢复，毕竟人体的先天中气就不足，再遇到稍盛一些的寒邪，容易亡阳，而汗出不烦与自欲吐第283条已解释了，寒遇热便成汗，只不过在身体内的"汗"浮出来了，是很自然的汗，所以人不烦，自欲吐是寒邪盛于人体的先、后天中气出现的情况。

从中我们可以看出此条是邪气盛大于先天中气的情况，先天中气在五六日后终于无力抵抗，于是出现自利，复烦躁不得卧寐，此躁是躁动不安的躁，是弱阳不能胜于阴盛的表现，所以死。

11.2.2.2　疏泄大于收敛稍重

《伤寒论》第174条：伤寒八九日，风湿相搏，身体疼烦，不能自转侧，不呕、不渴、脉浮虚而涩者，桂枝附子汤主之。若其人大便硬（一云脐下心下硬），小便自利者，去桂加白术汤主之。

桂枝附子汤方

桂枝四两，去皮，附子三枚，炮，去皮，破生姜三两，切，大枣十二枚，擘，甘草二两，炙。上五味，以水六升，煮取二升，去滓，分温三服。

去桂加白术汤方

附子炮，去皮，破，三枚，白术四两，生姜切，三两，甘草炙，二两，大枣擘，十二枚。

上五味，以水六升，煮取二升，去滓，分温三服。初一服，其人身如痹，半日许复服之；三服都尽，其人如冒状，勿怪。此以附子、白术，并走皮内，逐水气未得除，故使之耳。法当加桂四两。此本一方二法：以大便硬，小便自利，去桂也；以大便不硬，小便不利，当加桂。附子三枚恐多也，虚弱家及产妇，宜减服之。

本方与桂枝去芍药加附子汤，药味相同，仅分量差异，彼方"桂枝3两，附子1枚"，而本方桂枝增至4两，附子增到3枚，说明此方的先天中气严重不足，又生姜3两，大枣12枚，炙甘草2两，补后天中气，是先天中气和后天中气都较严重不足的情况，所以此人平素较虚，是疏泄远远大于收敛，肾肝脾阳气素弱，阳弱则阴盛，所以患者一直有阳虚湿盛的症状，不呕不渴是提示没有少阳证及阳明证。

当风寒侵犯人体时，内里的正气处于弱势，是严重的弱势，表现为脉浮虚而涩者，身体疼烦，不能自转侧，疼烦是说疼的剧烈，如《伤寒论》第146条的烦一样，不能自转侧也是说明疼的程度，所以用药上先天中气和后天中气一起补，附子补肾阳先天中气，加强对最外层肺经的皮肤处的收敛，又为肝脾提供阳气的补充，而桂枝也是如此，既补肝脾的阳气，其外散的作用又可对身体的疼烦起治疗作用，因身体虚弱的比真武汤证还要厉害，所以便不用白芍的收，而让附子来代替收的作用。

小便自利，说明肝阳损伤不多，还有疏泄的能力，身体便可上调肝阳代替桂枝的作用，于是本条的主要矛盾是先天中气不足及脾气虚，所以用白术代替桂枝来健脾，脾气足后可泻大便。

《伤寒论》第175条：风湿相搏，骨节疼烦，掣痛不得屈伸，近之则痛剧，汗出短气，小便不利，恶风不欲去衣，或身微肿者，甘草附子汤主之。

甘草附子汤方

甘草二两，炙附子二枚，炮，去皮，破，白术二两，桂枝四两，去皮。上四味，以水六升，煮取三升，去滓，温服一升，日三服。初服得微汗则解；能食、汗止复烦者，将服五合；恐一升多者，宜服六七合为始。

本方比桂枝附子汤少附子一枚，炙甘草相同，桂枝相同，白术是2两，上条是不呕、不渴、脉浮虚而涩者，本条是汗出短气，小便不利，恶风不欲去衣，或身微肿者，上条是先天中气和后天中气都虚，而本条先天中气也差，但没有上条差，但本条后天中气缺的不多，可是用到白术，说明此条脾虚湿盛更重一些，本条的短气及或身微肿是内有湿及水饮造成的，小便不利说明肝阳不足，所以桂枝还是用到了4两，不光补肝阳，对表阳也有补益的作用。

结合分析，用甘草附子汤正好可以把上述诸证都治愈。

11.2.2.3 疏泄大于收敛一般

《伤寒论》第304条：少阴病，得之一二日，口中和，其背恶寒者，当灸之，附子汤主之。第305条：少阴病，身体痛，手足寒，骨节痛，脉沉者，附子汤主之。

从第304、第305两条的叙述可知，此两条是符合脉微细但欲寐的典型的少阴病情况，第304条的口中和，其背恶寒者是与阳明病白虎加人参汤证相比较的。

白虎加人参汤证是邪热内炽，汗出太多，津气不足，故口渴而背微恶寒。从《伤寒论》第169条的分析可知，后背这里是人体除了头部的第二个阳气聚散之地，阳热从这里往外散。其背微恶寒是因为从这里散的过度一些，是内里的后天中气不足的一种表现，即壮火食气，所以其首要治疗是消除其壮火，又用粳米、炙甘草补后天中气，但寒一定不是很厉害。

而第304条的恶寒主要是先天中气不足的原因。后背这里不是散的多，而是根本没有可供散的阳气，阳气不能光顾这里，外面有一点寒就显得很冷，所以恶寒较重，阳气不光不能照顾后背这里，它对很多应该由它照顾的脏器都失去了温煦的作用，几乎没有上浮的热源，故口中和，这种情况是典型的阴盛阳虚。

第305条没有提及其背恶寒，而是用身体痛、手足寒、骨节痛的症状补充了一下，其脉沉与《伤寒论》第300条相仿，是寒邪欲"击穿"先天中气的表现，只是第300条在五六日后自利，是先天中气也被击穿了，是死证，比此条重。

此条是先天中气稍好一点，寒邪击穿了三阳经、太阴及厥阴经（身体痛、手足寒、骨节痛），对先天中气也造成了较大的伤害，所以治疗上先用制附子补先天中气，是从内而外驱邪，用白术、人参、茯苓（健脾补气的药）可快速协助制附子把阴邪驱散（也说明此条不光先天中气不足的厉害，且其脾虚湿盛稍重一些），而白芍起一个收的作用，以防驱邪外出过度时再把上去的阳热能量收回来往复利用。

11.2.2.4 疏泄大于收敛较轻

《伤寒论》第146条：伤寒六、七日，发热、微恶寒、肢节烦痛、微呕、心下支结、外证未去者，柴胡桂枝汤主之。

柴胡桂枝汤方

黄芩一两半，人参一两半，甘草一两，炙半夏二合半，洗芍药一两半，大枣六枚，擘生姜一两半，切柴胡四两，桂枝一两半，去皮。上九味，以水七升，煮取三升，去滓，温服一升。本云人参汤，作如桂枝法，加半夏、柴胡、黄芩，复如柴胡法。今用人参作半剂。

从药方的组成可以方测证，此证是少阳证和太阳表虚证并病的一组疾病，而其症状也有太阳表虚证和少阳证〔只是发热、微恶寒

（就是恶风）的寒字改为风更为准确，恶风者必恶寒）。太阳中风表虚症的患者，平时机体是处于疏泄大于收敛的状态，当外邪（一般是风邪，如果是寒邪，就不会用到桂枝汤了，可能用到小青龙汤）侵犯时，人体自然会调动后天中气前来抗邪，而这种患者的后天中气本就不足，再加上患者性情急躁（疏泄大于收敛的患者往往是属于这种情况的），那么只能强行让胆经上调阳热能量前来抗邪（肝胆的经络便处于虚的状态，会出现各种症状，如心下支结等），上调上来的阳热能量进入太阳膀胱经里前来抗邪，因肝胆经具有迅捷的特点，它与外之风邪抗争之时，会在肢节上（肢节处往往筋及肌腱附着的地方，而肝主筋）留下烦痛症状，是指在极短时间内产生的剧痛，呈放射性。

如果没有肢节烦痛这个症状，虽然外症未去，只用小柴胡汤即可，现在有了这个症状，还有太阳表虚的表现，便可合用桂枝汤，达到通经络、止疼痛的作用。

服法上本条未注明去渣再煮，是本着主症是肢节烦痛为主，以通经止痛为主，在我看来，还是以去渣再煮为好，本条毕竟是伤寒六七日了，外邪已大为减轻，劫邪不是主要矛盾，柴胡的外散对抗邪没有好处，反而让人体更虚一些，如果去渣再煮，可规避其外散力，加强黄芩的引邪向下的作用。而同时也让桂枝的作用不是主要往外，而是强化了和白芍一起通经络的作用，而抗邪的作用则交给了人参、大枣、生姜和炙甘草了。

用量上如果疼痛剧烈，桂枝汤的量可不减，如果不是太剧烈，可减半，而小柴胡汤应以原剂量为好。

小注

如果患者平素是处于疏泄大于收敛的情况（桂枝汤证），那么遇到麻黄汤式的寒邪会出现什么情况？

因为麻黄汤式的寒邪的邪气较盛，对于桂枝汤证式的后天中气来说尤其显得盛大（桂枝汤证的肺—膀胱经的阳热能量很差），又因为外邪致病的前提是肺—膀胱经及后天中气的总能量要小于外邪。

如果此寒邪即将要"击穿"患者的后天中气，但实际上并没有"击穿"。究其原因，是患者处于疏泄大于收敛的症状时间不长，或偶尔处于此种状态，其少阳经及阳明经并没受到太多牵累（如果疏泄大于收敛的症状时间长的话，阳明经及少阳经的阳气都会受到影响），少阳经或阳明经会阻止寒邪前进的脚步，寒邪与人体只能以皮肤为主战场来战斗，抗击的结果会出现小柴胡汤证或白虎汤证，但又不是严格意义上的典型的小柴胡汤证或白虎汤证，正气会差一些，在维护正气上要多多注意。所以用柴胡桂枝汤加石膏为好，或小柴胡汤加白芍加石膏。

11.2.2.5 收敛大于疏泄

《伤寒论》第38条：太阳中风，脉浮紧、发热、恶寒、身疼痛、不汗出而烦躁者，大青龙汤主之；若脉微弱，汗出恶风者，不可服之。服之则厥逆、筋惕肉，此为逆也。

大青龙汤方

麻黄六两，去节，桂枝二两，去皮，甘草二两，炙，杏仁四十枚，去皮尖，生姜三两，切，大枣十枚，擘，石膏如鸡子大，碎，上七味，以水九升，先煮麻黄，减二升；去上沫，内诸药，煮取三升，去滓，温服一升，取微似汗。汗出多者，温粉粉之。一服汗者，停后服；若复服，汗多亡阳，遂（一作逆）虚，恶风、烦躁、不得眠也。

温粉粉之：即用温粉扑身止汗。

麻黄三两，去节，桂枝二两，去皮，甘草一两，炙，杏仁七十个，这是麻黄汤的组方，与大青龙汤的组方相比，麻黄汤补中气的药只有炙甘草一两，而大青龙汤则有炙甘草二两，生姜三两，大枣十枚，由此可推出大青龙汤患者的后天中气要比麻黄汤患者明显弱，需要补充的后天中气就要多一些。

反之，也可以说，麻黄汤患者的后天中气是在外感病里最足的（相比较而言，既然发病，后天中气一定不足），那么导致其发病的外邪也应该是最重的。当此外邪侵犯到大青龙汤患者身上，因大青龙汤患者的后天中气明显弱于麻黄汤患者，如果以大青龙汤的后天中气为参照，内外比较下来，便显出此邪在大青龙汤患者身上表现的更重一层（常常寒战高热），所以在治疗上，补后天中气的药要多一些，而外散邪气的麻黄也要多一倍，外邪才可因此而解。

麻黄的用量多一倍，且同样的外邪到了大青龙汤患者身上就显得强大了许多（寒战高热的情况），这就可以解释为什么叫大青龙汤了。

而大青龙汤和桂枝汤相比，两者后天中气虚的程度一样，从药物组成来看，桂枝汤总体上还是偏散，但有收的一个过程，而大青龙汤是散和降，没有收这么一个过程，这说明大青龙汤证患者虽然后天中气虚的程度与桂枝汤证一样，但导致虚的情况不一样。

桂枝汤因为有收，说明平时疏泄大于收敛，整个机体处于虚的状态。而大青龙汤没有收敛药，只有石膏和杏仁两味降药。没有收敛药，说明平时后天中气足，发病时后天中气不足是由于劳累等原因引起来的，再赶上风寒外邪，便发病了，这种病一般的发病突然（相对体质弱的，体质强的人发病突然一些），外邪侵犯肺—膀胱经，让肺的宣发和肃降一下子停滞了下来。

麻黄和桂枝起散即宣发的功能，而杏仁起肃降的功能，让水以尿的形式排出体外，好让肺—膀胱经"动"起来。所以麻黄汤和大青龙汤都用到了这三味药，因大青龙汤的邪"重"，所以宣发和肃降的药都要超过麻黄汤，虽然杏仁在大青龙汤中的量比麻黄汤少三十个，但石膏加强了其肃降的功能，且石膏有除烦的功能，对不汗出而烦躁起作用。此烦躁是因为不汗出而阳热被郁，而其阳热被郁的程度比麻黄汤要重，原因是其后天中气比麻黄汤要差，当外邪侵犯之时，身体本能地要调动更多的阳热能量前来抗邪，这些阳热上攻便产生了烦躁，而石膏既除烦又可降肺，一举两得。

总的来说，治疗外感病，应达到一个标高的水准，这个标高就是麻黄汤，要汗解外邪，让散微微地大于收，让正常散出的那些热以汗的形式出去，则病愈。

"若脉微弱，汗出恶风者，不可服之。服之则厥逆、筋惕肉，此为逆也。"汗出恶风是桂枝汤的中风表虚证，而此时用到大青龙汤，因其外泄力太大，不光把后天中气泄尽，导致中阳不足，湿从中生，也对先天中气有了一个很大的伤害，需用真武汤，这也是对误用大青龙汤的一个弥补之法（太阳表虚本应用桂枝汤，却用了麻黄汤，所以导致遂漏不止，即桂枝加附子汤，而太阳表虚不用桂枝汤却用了大青龙汤，会导致心下悸目眩的真武汤证）。

小注

本条的情况是患者平素处于收敛大于疏泄的状态。虽然发病时后天中气已显不足，可那是由于劳累等原因造成的，是一时性的，如果过了这个时间段，此寒邪便不会侵犯这种人。

可见，发病的程度与劳累的程度也有关，劳累的程度越高，后天中气越不足，则寒邪显得越重，症状也就越重。如果劳累的程度轻，则寒邪就显得轻一些，症状也跟着轻下来。

而且，本条表现出来的症状比麻黄汤证还要重，这是因为本条与麻黄汤证一样，肺—膀胱经里的阳热能量比较足，一般的风寒之邪是侵犯不到它的。在人劳累的时候，后天中气对肺—膀胱经的支持就下降很多，当寒邪侵犯时，只能依靠肺—膀胱经里的阳热能量与麻黄汤式的风寒之邪相抗争，因为没有后援在过多地支持，便只得拼命抵抗，抗争便越激烈，症状就越重，抗争不过，便还得向本已不足的后天中气"伸手"，索取更多的阳热能量来帮助其抗邪，类似于涸泽而渔；不似麻黄汤中肺—膀胱经还有较充足的后天中气在后面支援，抗争相对就从容许多。

根据症状的轻重，用药上可在大青龙汤基础上稍稍变通一下，最主要是麻黄与石膏的用量，大青龙汤里麻黄是六两，石膏是鸡子大，根据不同的情况选用不同用量。

11.2.2.6　收敛大于疏泄

《伤寒论》第35条：太阳病，头痛、发热、身疼、腰痛、骨节疼痛、恶风、无汗而喘者，麻黄汤主之。

麻黄汤方

麻黄三两，去节，桂枝二两，去皮，甘草一两，炙，杏仁七十个，去皮尖。上四味，以水九升，先煮麻黄，减二升，去上沫，内诸药，煮取二升半，去滓，温服八合，覆取微似汗，不须啜粥，余如桂枝法将息。

从第35条中可知上述各种症状出现的原因，现在讨论一下用药。麻黄中空外直，生麻黄之地，冬不积雪，其茎能冲破冻土而生，其破阴回阳之力可知，人身为外寒所束，用麻黄冲破阴凝，发越阳气至皮毛。由此可知，麻黄是外散力量很大的一味药，故在此汤头为君药，桂枝味辛性温，其枝条达向上，其嫩尖发散之力最强，麻黄的发散力在桂枝之上，仲景在使用麻黄上偏于走表，桂枝偏于解肌，两者有相互协调的作用。

当风寒邪气袭击人的体表之时，肺—膀胱经里的阳热能量不能战而胜之，便会出现上述一系列的症状：头痛、发热、身疼、腰痛、骨节疼痛、恶风、无汗，这些症状都是寒邪闭表引起来的，而此条在炙甘草及后天中气这个坚强后盾支持的情况下，让麻黄和桂枝冲上前去抗击风寒之邪，当药物和肺—膀胱经里的阳热能量大于外面的风寒邪气时，便会汗出而解（需掌握一个度）。

而喘这个症状也是寒邪闭表引起来的，与《金匮要略》第七章第二条的"风中于卫，呼气不入"相同，当肺正常的宣散不能进行，且它的肃降也出了问题之后，那么人本能的反应就是通过呼吸道往外排，来达到宣发及肃降的作用，因为不是正常的途径，一定不是很通畅，即咳逆上气，只能够呼气，吸气就困难了，这个气有上而无下，就是呼气不入，于是整个肺处于一个饱满的状态，就表现出喘来。

中医治疗中有一种方法叫"提壶揭盖"法，是用宣肺或升提的方法导致小便通利，其通利小便指的就是肺之肃降。所以，当麻黄和桂枝解决了宣散的问题的同时，杏仁也解决了肺的肃降的问题，这样整个肺的宣发和肃降都可以平稳地进行了，汗出了，喘也没了，那么这个外感风寒也就解决了。

此条中补后天中气的炙甘草是一两，说明患者的体质素好，只是由于劳累等原因导致后天中气稍显不足，同时也说明外邪较重。

小注

此种情况之下的寒邪，比《伤寒论》第283条中的寒邪要弱一些，对《伤寒论》第283条中身体平素康健之人没有杀伤力，故其不会发病，只有劳累到一定程度，才可发病。

这类寒邪致病的对象多是由于劳累等原因导致后天中气稍显不足之人，可见此寒邪的能量虽不能"击穿"患者的三阳经及后天中气，但要大于患者肺—膀胱经的阳热能量，这样才会发病，出现头痛、发热、身疼、腰痛、骨节疼痛、恶风、无汗等症状，便可用麻黄汤来治疗。如果此种寒邪侵犯了比麻黄汤证的后天中气更为不足的情况会出现下面这种情况：后天中气没有麻黄汤足，若遇到麻黄汤式的外邪，但又没有大青龙汤那样抗争激烈。因为抗争不激烈，在麻黄汤与大青龙汤之间，所以在临床上应用时，麻黄与桂枝的用量要少于麻黄汤，但要多加一些补后天中气的药，如生姜、大枣及炙甘草。

病例分析

病例一 2016-6-16 王某某 男22岁 香河淑阳镇人

发烧四日。四天之前在外淋雨，当天晚上烧39度8，舌红苔白燥稍腻厚，左脉浮紧稍数，头皮后背发麻，畏/恶寒，穿厚衣服盖厚被亦无用。右脉浮紧，头痛。输液后退烧，随后又起，已输了四天，血象不高，平时不爱感冒。先给患者后背拔了火罐，后头痛减，但发晕。

处方：麻黄6克，桂枝6克，杏仁20克，甘草10克，石膏30克，生姜4片，大枣12个，葛根24克。

2016-6-18

左右脉不数了，头有点晕，无力。

竹叶10克，石膏40克，人参6克，麦冬12克，半夏10克，甘草10克，粳米15克（煎10分钟即可，取其薄味）。

病例二 2016-7-14 郭某某 男34岁 前马坊人

大前天中午，天气炎热，吃饭后出了很多汗，到了空调屋觉得凉快，便趴在桌子上睡着了，空调设定的温度是17度，睡了1小时。第二天中午开始有反应，先是两条腿的肌肉酸痛，昨天开始胳膊的肌肉也酸痛起来。今天早上症状比较重，起床费劲，走路摔倒。昨天晚上烧了起来，现在体温37度，不困不乏，左脉细浮紧，但沉取空一些，右亦如此，舌较红苔白腻燥一些。

麻黄6克，桂枝6克，杏仁15克，甘草10克，石膏40克，生姜4片，大枣12个，黑豆30克，山药40克，葛根24克。

2016-7-17

诸症减，出汗不明显。昨天开始感觉有点乏，舌较红苔白腻燥一些。走路没事了，脚能抬起来，不恶心，身上不酸痛了。

竹叶10克，石膏40克，人参6克，麦冬12克，半夏10克，甘草10克，粳米15克。

病例三　2017-7-28　张某某　男37岁　香河烟草局员工

中午休息时躺在水泥地上，被对流风吹到，起来浑身就发冷，晚上无异常。第二天早上起来就不舒服，烧，在小门诊拿了药片，打了退烧针，然后出了不少的汗，当时觉得轻松多了。下午感觉饿能吃东西，到了晚上没事。第二天上午9点钟冲车，又烧了起来，吃药后又出了不少的汗。现在烧40度，身上不感觉冷，左脉浮数象，舌红苔白燥厚，浑身没劲。烧还一阵阵地，小便黄，量大。

白芍30克，炙甘草10克，山药60克，荷叶40克，黑豆40克，黄芩12克，杏仁30克，豆豉18克，滑石40克，赤小豆30克，薏苡仁20克，大枣12个，生姜3片后下。

2017-8-1

吃药后又连着烧了两天（都是40度）才退，又开6服完功。

白芍40克，炙甘草10克，山药60克，荷叶40克，黑豆40克，黄芩10克，杏仁30克，赤小豆30克，丹皮15克，桂枝3克，莲子30克，大枣12个，生姜3片后下。

病例四　2016-2-25　周某某　男54岁　周贾庄人

去年晚秋，干活出了好多汗，回家洗澡时误开了凉水管，因为身体一向很好，就用凉水洗完。现在是哪儿都痛，左尺浮数有力，寸和关浮有力但沉取空一些，右尺比左尺差一些，关和寸与左相仿，心烦，鼻子眼里冒火，就想合眼待着还睡不着，面红，舌红苔白厚一些。

山药40克，半夏10克，炙甘草10克，大枣14个，桂枝9克，石膏30

克，麻黄6克，生姜4片，白芍24克，杏仁15克，丹皮12克，豆豉10克（6服）。

2016-3-8

现在就是膝关节不舒服，也没有以前那么凉了

山药40克，半夏10克，炙甘草10克，大枣14个，桂枝9克，石膏30克，生姜5片，白芍24克，豆豉10克，知母10克，神曲10克，莲子18克（痊愈）。

病例五　2017-6-1　贾某某　女42岁　北六百户

患者睡眠不好，肚子胀剧。左寸与关浮，不是很有力，沉取空一些，右脉也浮，但比左有力，舌红苔白厚腻一些。一到下午腿浮肿的重一些，小便少，排气后并不能缓解胃胀。

二十天之前出好多汗后进到冷库里，胃便开始胀。

十二年之前的伏天里，夜里出车回来洗了一个澡，然后进了空调屋，躺着睡着了，没盖被子。第二天早上就发烧了，有好几年不出一点汗，怕风，只有脸能露在外面，其他地方即使在夏天也得捂得严严的，先后在北京、唐山、内蒙古、山东治了六年，慢慢好了一些。

刻下症：胃胀，下肢肿，还有遇风就扎痛。

茯苓30克，泽泻30克，猪苓18克，滑石30克，麻黄12克，黑豆30克，杏仁30克，赤小豆40克，桑白皮15克，山药40克，大枣12个，生姜5片。

2017-6-5

喝完第一服药，胃就不胀了，觉得很奇特。但还有其他症状，怕风，一有困意，腿上有无数个虫子爬，小便多了上来，左寸与关浮数象不明显，尺还有，右脉浮数象明显，睡眠也好点，也有劲了。

茯苓30克，泽泻30克，滑石30克，麻黄12克，人参6克，杏仁30克，赤小豆40克，桑白皮15克，豆豉18克，山药40克，神曲6克，黄芩12克，大枣12个，生姜5片。

小注：病例一症状较重，以怕冷为主，烧39度8，病例二以酸痛及无力为主，但自我并不觉得累。两个病例的患者都受到寒邪的侵袭，病例一受到的寒邪轻一些，但症状重，说明抗争激烈，反推患者的后天中气由于劳累等原因导致较差，与大青龙汤相仿，但症状不似大青龙汤那样激烈。病例二是出汗较多再进入较冷的空调屋，出汗多耗气，故正气相对就虚一些，且出汗时人体的汗腺孔处于开放状态，也利于寒邪的入侵。

病例一所用方子近似于大青龙汤，但麻黄的用量不多，考虑麻黄外散力大，而生姜也有外散的能量，耗气上就差了不少，故把生姜的用量加上去一些，协助麻黄抗击寒邪，临床收到了较为满意的疗效，三服药后烧就退了下来，接着就出现了伤寒解后，虚弱少气、气逆欲吐的情况，用竹叶石膏汤完功。

病例二虽然发烧的症状不显，只表现出无力来，但从舌苔脉象来综合考虑，还是有大青龙汤的症状，因为在出汗后汗腺孔几乎是被寒邪锁住了，汗出后伤津，肌肉因津伤而表现出酸痛无力来，说明患者的正气相对来说较虚，还没有能量往外抗击寒邪，即太阳病，或已发热，或未发热，必恶寒、体痛、呕逆、脉阴阳俱紧者，名为伤寒，故也用近似大青龙汤方，用生姜替代一些麻黄的量。考虑到患者开始出汗多耗气伤津液，故加入山药与黑豆，也可换成人参，临床效果也不错，等到寒邪去后，也现竹叶石膏汤的症状。

病例三与前面两个病例就很不一样了，该患者吃西药的过程中出了两次大汗，虽然开始也是受了寒邪，但现在已现虚象，虽然烧到40度，但患者不觉得冷，此烧应是肺—膀胱经里的阳热能量与稍弱的外寒抗击的过程，因为没有后援在过多地支持，便只得拼命抵抗，抗争越激烈，症状就越重，抗争不过，便还得向本已不足的后天中气"伸手"，需要更多的阳热能量来帮助其抗邪，类似于涸泽而渔；不似麻黄汤中肺—膀胱经还有较充足的后天中气在后面支援，抗争相对就从容许多。

所以治疗上要秉持虚人伤寒建其中的治则，因又有湿邪，故在建中的同时化湿，则湿邪去中气足，便可把较弱的外邪抗击掉。

病例四其实与病例二相仿，只是由于患者素体康健，已经过了几个月，身上不现冷，也与病例二一样，表现出痛来，但手脚冻得慌，又根据舌苔脉象，用药上与病例二相仿，其表现出特别困的症状及一个眼大一个眼小都是与后天中气不足相仿。

病例五与病例四相似之处就是得病的时间长，病例五的患者得病时间更长，就诊时是以胃胀为主要症状，且吃了好多胃药都无效，医者在仔细诊查之后又发现下肢水肿时间很长，小便少，再加上二十多天之前到冷库受到寒邪的侵犯，患者又告知医者十二年前得病的经过。

综合考虑，此患者应是寒邪闭表瘀热在里的麻黄连翘赤小豆汤证，而下肢水肿是由肝阴不足阳明火盛的猪苓汤证造成的，那么此胃胀应是患者的后天中气长期的抗寒邪于外不能顾护于内，再加上患者脾气急导致肝阴不足，又阳明经火盛更造成肝阴不足，肝阴不足则肝经疏泄小便的功能发生障碍，而且也消耗了更多的后天中气，所以此胃胀是后天中气严重不足的体现。治疗上把闭表的寒邪及内湿用麻黄连翘赤小豆汤去掉，寒邪去则后天中气不再过度的消耗，再加上方子中有生姜大枣补后天中气，二来再通利小便，小便去肝阴恢复阳明火降下来，都是在补后天中气，后天中气足那么胃气足，胃胀也就消失了。

11.2.3　葛根汤式的寒邪

葛根汤式寒邪对麻黄汤及大青龙汤证患者不发病。

此条的寒邪比麻黄汤式的寒邪又弱上一层，葛根汤中麻黄三两，比大青龙汤少三两，但桂枝及补后天中气的炙甘草、生姜及大枣的用量相同，说明导致后天中气虚的原因即劳累的程度大致相同，大青龙汤里的还有石膏与杏仁，葛根汤里有葛根，两条一对比，葛根汤证的外部风寒之邪要小于大青龙汤证的，主要症状表现在项背强几几，故拟称葛根汤式的寒邪。

如果本条的寒邪侵犯麻黄汤证及大青龙汤证等的人体，因这两条当中肺—膀胱经的阳热能量足，即使后天中气稍有不足，也可不发病。除非后天中气消耗的特别多，人体需从肺—膀胱经那里借能量，导致肺—膀胱经的能量与外面邪气的能量对比发生变化，才可发病。

身体情况	邪气情况	对先天中气后天中气的影响	所用方剂及效果
疏泄大于收敛较重	葛根汤式寒邪	击穿后天中气，对先天中气也有一些损伤	《伤寒论》第304条、第305条
疏泄大于收敛稍重	葛根汤式寒邪	即将击穿后天中气，先天中气本身就不足	《伤寒论》第301条、第302条
疏泄大于收敛一般	葛根汤式寒邪	即将击穿后天中气	柴胡桂枝汤加石膏
收敛大于疏泄	葛根汤式寒邪	后天中气不足稍重	葛根汤中麻黄加一两再加生姜三两大枣10枚石膏
收敛大于疏泄	葛根汤式寒邪	后天中气稍不足	《伤寒论》第31条、第32条、第33条 葛根汤类

11.2.3.1 疏泄大于收敛较重已伤及先天中气

《伤寒论》第304、第305条

麻黄汤式的寒邪，在疏泄大于收敛不是很重即一般的情况下，既可击穿后天中气，对先天中气也会造成一些损伤，即可用附子汤（即第304、第305条）。

葛根汤式的寒邪，则需要在疏泄大于收敛较重且已伤及先天中气的情况之下，才用附子汤。

11.2.3.2 疏泄大于收敛稍重

《伤寒论》第301条：少阴病始得之，反发热，脉沉者，麻黄细辛附子汤主之。

麻黄细辛附子汤方

麻黄二两，去节，细辛二两，附子一枚，炮，去皮，破八片。上三味，以水一斗，先煮麻黄，减二升，去上沫；内诸药，煮取三升，去滓，温服一升，日三服。

《伤寒论》第7条说"无热恶寒者，发于阴也"，而此条却是少阴病始得之，反发热，这样看来，发热与这个始有很大的关系。

少阴之为病，脉微细，但欲寐，是先天中气不足的表现，这种情况是以恶寒为主，很少发热，但当外邪突然而至，身体本能的反应就是抗争，虽然此时太阳膀胱经里的阳热能量不是很强（可即使再少，也是应该有一些的，这说明此条的先天中气比第281条要强一些），抗争的结果就是发热等，但程度一定不高，持续的时间与外邪和肺—膀胱经里的阳热能量的多少有关，如果相差不多，那么持续的时间长，如果外邪占优势则持续的时间短。

从方子的组成可看出来，炮附子一枚，是补先天中气的，细辛是把炮附子补的先天中气上调到膀胱经，而麻黄则是急则治其标的体现，帮助太阳经直接抗击外邪的。

从《伤寒论》第300条的分析可看出，此寒邪不是很强，但先天中气也比第281条稍强，后天中气也不是太虚，这两方面的原因都能让太阳膀胱经还有能量与寒邪抗争，抗争的结果就是发热，所以"战斗"还在太阳经那里，故此方中用到麻黄，此条是用在人体刚得病的时候。

《伤寒论》第302条：少阴病，得之二三日，麻黄附子甘草汤微发汗。以二三日无证，故微发汗也。

此条接上条，在外邪侵犯少阴体质的人之后二三日，无证，是指无吐利等里证，只有在无里证（自利清谷）的情况下，才能发汗与温经并用，如兼有里证，则虽有表邪，亦当以温里为主，即虚人伤寒建其中。所以本条还有反发热等症状，且经过两三日，后天中气也消耗不少，先天中气已经上调通畅，再用细辛恐耗气太多，故去掉，而把炙甘草加入补后天中气，即麻黄附子甘草汤，微发汗则愈。

小注

本条葛根汤式的外邪，虽没有击穿后天中气，可其本身先天中气就不足，所以用到了麻黄附子细辛汤及麻黄附子甘草汤。

11.2.3.3　疏泄大于收敛一般

《伤寒论》第146条柴胡桂枝汤加适量石膏。

麻黄汤式的寒邪，在疏泄大于收敛较轻的情况下，即将击穿后天中气，可用柴胡桂枝汤加石膏。

葛根汤式的寒邪，则需要在疏泄大于收敛不是很重即一般的情况之下，即将击穿后天中气，才用柴胡桂枝汤加石膏，或小柴胡汤加石膏加白芍。

11.2.3.4　收敛大于疏泄

《伤寒论》第31条葛根汤中麻黄加一两，再加生姜三两，大枣10枚及适量石膏。

本条是在收敛大于疏泄、在后天中气不足稍重的情况下，葛根汤式的寒邪侵犯后，本来后天中气对肺—膀胱经的支持就下降很多，当寒邪侵犯时，只能依靠肺—膀胱经里的阳热能量与葛根汤式的风寒之邪相抗争，因为没有后援在过多地支持，便只得拼命抵抗，抗争越激烈，症状就越重，抗争不过，便还得向本已不足的后天中气"伸手"，需要更多的阳热能量来帮助其抗邪；不似葛根汤中肺—膀胱经还有较充足的后天中气在后面支援，抗争相对就从容许多。

根据症状的轻重，用药上可在葛根汤基础上稍稍变通一下，最主要是麻黄与石膏的用量，麻黄量可比葛根汤多一些，石膏是鸡子大，根据不同的情况选用不同的用量。

11.2.3.5　收敛大于疏泄

《伤寒论》第31条：太阳病，项背强几几、无汗、恶风，葛根汤主之。

葛根汤方

葛根四两，麻黄三两，去节，桂枝二两，去皮，生姜三两，切，甘草二两，炙，芍药二两，大枣十二枚，擘。上七味，以水一斗，先煮麻黄、葛根，减二升，去白沫，内诸药，煮取三升，去滓，温服一升，覆取微似汗。余如桂枝法，将息及禁忌，诸汤皆仿此。

从葛根汤与桂枝汤比较可知（葛根汤：麻黄3两，桂枝2两，炙甘草2两，生姜3两，大枣12个，葛根4两，芍药2两；桂枝汤：桂枝3两，芍药3两，炙甘草2两，生姜3两，大枣12个），葛根汤里有桂枝汤方，只不过桂枝和芍药的用量各减少了1两，再加上葛根4两，麻黄3两即可，与麻黄汤相比（麻黄3两，桂枝2两，炙甘草1两，杏仁70个）是少了杏仁，因为此条没有喘，是肺的肃降没有出现问题，主要问题都出现在宣发上了，又从方子中有炙甘草2两，生姜3两，大枣12个，说明其后天中气比麻黄汤要差一些，与桂枝汤相仿，而项背强几几也是宣发受阻的表现。第14条中已经讨论了葛根的作用，在这里它在炙甘草、生姜、大枣这些补充后天中气药的支持下，再协同桂枝、麻黄共同宣发体表的寒邪，同时它还起到疏通经络及养津液的作用，从而把项背强几几治愈。

再者，其补后天中气的药与桂枝汤及大青龙汤一样，说明此类患者在患病时，其后天中气虚的程度与后面两者相仿，和大青龙汤相比，两者平素都是身体大致正常，只是由于劳累等导致后天中气降了下来，引发外邪的侵犯，从麻黄的用量来推测，大青龙汤所受的外邪重于葛根汤。和桂枝汤相比，桂枝汤患者平时是属于疏泄大于收敛的状态，而葛根汤中也用到了芍药，在这里它不是起收敛的作用，也不是反佐，而是养肝阴充津液，从而对项背强几几起到治疗作用。

第32条：太阳与阳明合病者，必自下利，葛根汤主之。

胡希恕说，必自下利是在太阳与阳明合病时，如果出现太阴下利的情况才可用到葛根汤。

从第32条的分析可知，此条的太阳与阳明合病，与第36条如出一辙，必自下利不是阳明病的体现，而是太阳风寒表证时，阳明经在体表经脉的地方也出现了风寒表证的症状，其实此病还是太阳经病，与阳明经病无关，而此时出现的必自下利是后天中气前去抗邪，不能顾护于里的结果，是后天中气不足的表现。

如果用麻黄汤来治疗，那样会对自下利无用，而用葛根汤正好对症，葛根汤中即有补后天中气的药（炙甘草、生姜、大枣）又有升阳举陷的葛根，还有抗击外邪的麻黄、桂枝，与本条正好相符，与现在的胃肠型感冒有相似的地方。

第33条：太阳与阳明合病，不下利，但呕者，葛根加半夏汤主之。

葛根加半夏汤方

葛根四两，麻黄三两，去节，甘草二两，炙，芍药二两，桂枝二两，去皮，生姜二两，切，半夏半升，洗，枣十二枚，擘。上八味，以水一斗，先煮葛根、麻黄，减二升，去白沫，内诸药；煮取三升，去滓，温服一升。覆取微似汗。

此条不下利说明后天中气虚的不甚，而呕是后天中气前去抗邪时把热一并带上来的结果，如果此条只出现太阳风寒表实证而无项背强几几和后天中气较虚的葛根汤证，不应考虑葛根加半夏汤。如果出现之，则半夏与葛根正好对呕起到止呕清热的作用。

11.2.4 一般的寒（风寒）邪

一般的寒邪对葛根汤式及上述的患者不致病。

此条的寒邪比葛根汤式的寒邪又弱上一层，对平时呈收敛大于疏泄的葛根汤式及上述的患者杀伤力差，一般不会使其致病，除非过度的劳累，导致后天中气严重不足，这样就无限"夸大"了寒邪，人体需从肺—膀胱经那里借能量去补后天中气，导致肺—膀胱经的能量在此时小于外面邪气的能量，才会发病从而出现较重的症状。

身体情况	邪气情况	对先天中气后天中气的影响	所用方剂及效果
疏泄大于收敛较重	一般寒邪	即将击穿后天中气，先天中气本身就不足	《伤寒论》第301条、第302条
疏泄大于收敛稍重	一般寒邪	即将击穿后天中气	《伤寒论》第40条、第41条
疏泄大于收敛一般	一般寒邪	即将击穿后天中气	柴胡桂枝汤加石膏
收敛大于疏泄	一般寒邪	后天中气不足	桂枝麻黄各半汤

11.2.4.1 疏泄大于收敛较重已伤及先天中气

《伤寒论》第301、第302条。

葛根汤式的寒邪在疏泄大于收敛稍重情况下，即将击穿后天中气，而其先天中气本身就不足，即可用麻黄附子细辛汤及麻黄附子甘草汤。

一般的寒邪，则需要在疏泄大于收敛较重且已伤及先天中气的情况之下，才用麻黄附子细辛汤及麻黄附子甘草汤。

11.2.4.2 疏泄大于收敛稍重

《伤寒论》第40条：伤寒，表不解，心下有水气，干呕、发热而咳，或渴，或利，或噎，或小便不利、少腹满，或喘者，小青龙汤主之。

小青龙汤方

麻黄去节，芍药、细辛、干姜、甘草、炙桂枝各三两，去皮，五味子，半升，半夏半升，洗。上八味，以水一斗，先煮麻黄减二升，去上沫，内诸药，煮取三升，去滓，温服一升。若渴，去半夏，加栝楼根三两；若微利，去麻黄，加尧花，如一鸡子，熬令赤色；若噎者，去麻黄，加附子一枚，炮；若小便不利、少腹满者，去麻黄，加茯苓四两；若喘，去麻黄，加杏仁半升，去皮尖。

本方中用到白芍三两，说明患者平时是呈疏泄旺盛的表虚状态，又用到五味子半升，五味子入肾，说明此患者不光表虚，而且也影响到了先天中气，比桂枝汤证还要虚一些，但没到桂枝加附子汤证的程度，所以用五味子即可，是肾阴肾阳双补之法。而炙甘草用到三两，说明其后天中气也较虚（麻黄汤中炙甘草是一两，桂枝汤中炙甘草是二两，大青龙汤中炙甘草是二两），这样我们可以想一想，先天中气和后天中气都不足，说明肾、肝、脾的气化功能都出现了问题，后天中气主要是由脾、胃、肝、心、肺组成，以脾为主，而平时疏泄旺盛之人，肝消耗的过多，导致肝供应脾的阳热能量也不到位，这样也会导致脾阳不足，脾阳长期不足的结果是湿气容易滋生（当然也会有其他的情况发生），这样势必会让水液滞留人体中，这也是本条开头提到的心下有水气。

因此在本方中气化水液是很主要的，干姜守中，最利于脾，化中部之水，清阳得升、浊阴自降，而半夏和桂枝（一升一降）也参与了中部水液的气化，而方子中细辛是调肾气加强下部气化的。

如果没有风寒邪气的侵犯，那么干姜、桂枝、细辛、半夏是能够把中下部的水液气化开来的，问题是当风寒邪气（邪气较重）侵犯这种较虚体质的病人时，身体本能地调动阳热能量前去抗邪，这样导致后天中气更为不足，水液更易泛滥。而前去抗邪的阳热能量一定大大地弱于风寒外邪，所以怕冷较重，急需麻黄、桂枝前去补充阳热能量外散抗邪，而其本身毕竟是疏泄旺盛之人，用白芍收肝之宣散，用五味子收先天中气之不足，由此可知，白芍与桂枝，五味子与细辛，一收一散，达到一种动态平衡，白芍和五味子可为肝之疏泄与肾阳的源源不断地升散提供物质基础。这时再用炙甘草重补一下后天中气，整个方子就能达到虚人抗击较重的风湿外邪的效果。

现在看看外邪侵犯小青龙汤证患者的表现，心下有水气，是小青龙汤证患者的内因，干呕是后天中气抗击外邪外达致阳热能量上冲所致、发热是抗击外邪的表现，而咳是外邪闭表肺不能宣发所致，或渴是水饮内停，津液不能上承所致，或利是水液滞留肠道（中虚）所致，或噎是水寒邪气阻滞胸中气机所致，或小便不利是肝阳不足疏泄不利，或少腹满是下部气化失司导致的，或喘者是与咳一个道理。

现在总结一下大、小青龙汤证的区别，大青龙汤证是体实之人，受累或其他原因导致后天中气较虚，此时遇到较重的风寒邪气的侵犯而形成的症状。小青龙汤证是体虚之人（比桂枝汤证要重一些），且内里湿邪水气，遇到一般的风寒较重邪气侵犯导致而成，主战场都在皮肤这里。

共同点都不宜久服，中病即止。

小注

一般寒邪侵袭桂枝汤证患者发病的情况。

桂枝汤证即患者处于疏泄大于收敛的情况，其肺—膀胱经的阳热能量较差，因为连风都恶，那么对寒邪也要避之不及，如果这种状况持续的时间较长，那么患者的后天中气也会很不足，在一般寒邪稍重的情况下会出现小青龙汤证。如果得病时间长且较重，那么还会出现脾阳不足，则湿邪偏盛。水气内存，即出现此种的情况。

11.2.4.3 疏泄大于收敛一般

《伤寒论》第146条柴胡桂枝汤加石膏。

葛根汤式的寒邪，在疏泄大于收敛较轻的情况下，即将击穿后天中气，可用柴胡桂枝汤加石膏。

一般的寒邪，则需要在疏泄大于收敛不是很重的情况之下，即将击穿后天中气，才用柴胡桂枝汤加石膏。

11.2.4.4 收敛大于疏泄

《伤寒论》第23条：太阳病，得之八九日，如疟状，发热恶寒，热多寒少，其人不呕，清便欲自可，一日二三度发。脉微缓者，为欲愈也；脉微而恶寒者，此阴阳俱虚，不可更发汗、更下、更吐也；面色反有热色者，未欲解也，以其不能得小汗出，身必痒，宜桂枝麻黄各半汤。

桂枝麻黄各半汤方

桂枝一两十六铢，去皮，芍药、生姜，切，甘草，炙，麻黄各一两，去节，大枣四枚，擘，杏仁二十四枚，汤浸去皮尖及两仁者。上七味，以水五升，先煮麻黄一二沸，去上沫，内诸药，煮取一升八合，去滓，温服六合。本云桂枝汤三合，麻黄汤三合，并为六合，顿服，将息如上法。

桂枝汤方

桂枝三两，去皮，芍药三两，甘草二两，炙，生姜三两，切，大枣十二枚。

擘麻黄汤方

麻黄三两，去节，桂枝二两，去皮，甘草一两，炙，杏仁七十个。

太阳病，得之八九日，而没有传经，说明正邪斗争良久，正衰邪亦微，此时还有如疟状，却非真如疟疾，也不是少阳的寒热往来的症状，而是发热和恶寒同时出现，只不过是热多寒少，热多说明内里的正气有抗争的能力，是疾病向愈的表现。其人不呕，是指不传少阳经，清便欲自可，也排除疾病向阳明经转变的可能，一日二三度发。

"寒热间日发者，邪气深也，日一发者，邪气复常也，日再发者，邪气浅也，日二三发者，邪气微也"，也是疾病向好的方向发展的体现。

脉微缓者，是邪气将尽的表现。《内经》曰："大则邪至，小则平。"言邪甚则脉大，邪少则脉微。现在热多寒少是正胜于邪，而脉微缓，是邪少的另一个表现，故脉象为欲愈也。

脉微而恶寒者是没有出现热多的症状，跟前一个症状是不一样的，此时的脉微不是邪少的表现，而是里虚，恶寒为表阳虚的表现，内外俱虚，所以不可更发汗、更下、更吐也。

面色反有热色者，在外感的情况下，面色缘缘正赤，是阳气怫郁在表的表现，同样的道理，外感时邪盛攻走经筋，正也较足则身痛，邪微而游行皮肤，正亦微则痒。

接下来讨论为什么要用到桂枝麻黄各半汤，现在先把三个方子列举一下：

桂枝汤方

桂枝三两，去皮，芍药三两，甘草二两，炙，生姜三两，切，大枣十二枚，擘。

麻黄汤方

麻黄三两，去节，桂枝二两，去皮，甘草一两，炙，杏仁七十个。

如果把两个方加加起来除以二，那么是这样一种情况：

麻黄1.5两，桂枝2.5两，芍药1.5两，炙甘草1.5两，杏仁35个，生姜1.5两，大枣6枚。

而桂枝麻黄各半汤的方子如下

桂枝一两十六铢，去皮，芍药、生姜、切，甘草，炙，麻黄各一两，去节，大枣四枚，擘，杏仁二十四枚（一两等于二十四铢，那么此方的桂枝就是一点六七两）。

即麻黄1两，桂枝1.67两，炙甘草1两，杏仁24个，生姜1两，大枣4个，芍药1两。

两个方子一对比，芍药生姜甘草麻黄都比除以二的那个方子少了半两，杏仁少了11个，大枣少了两个，桂枝少了零点八两。并不是各半，而是比各半还要少，是两个方子加起来除以三为准。

方子已讨论完，现在研究一下为什么用之。从前面的分析可看出，现在是太阳病，得之八九日，如疟状，发热恶寒，热多寒少，而又面色反有热色者，身又痒，是邪郁在表，且表虚，不可不汗，但毕竟太阳病已八九日，正气已虚（与麻黄汤相比），可过汗又要伤阳，怎么办？

那么发汗是要发的，那可以少发，故麻黄汤减少之，而正气（后天中气）已虚，那么可以补之，故用炙甘草、生姜、大枣，现在就是白芍的用法了，是反佐，而不是像在桂枝汤里的用法，桂枝汤中桂枝与白芍的比例是1：1，而此方子中白芍与外散药的比就是1：2.67，且麻黄的外散力比桂枝还要大，所以可以分析出，此方子中用白芍不是说患者平时处于疏泄大于收敛的状态，而是纯纯粹粹是在方子中起一个反佐的作用，让汗出的不那么多，中病即止，而不应该简单地认为是桂枝麻黄各半汤，而应当认为是以麻黄汤的三分之一量为治疗量，又因为后天中气不足，所以把桂枝汤中补后天中气的药放进去，为了防止汗出过多，又用白芍反佐一下。这样小汗出，太阳伤寒愈。

小注

一般寒邪患者发病的情况

一般寒邪发病的前提是，寒邪虽不能"击穿"患者的三阳经及后天中气，但要大于它们。但症状不似大青龙汤、麻黄汤甚至葛根汤证样的激烈，只是抗争的时日要长。

12

风邪致病的特点——也可以按疏泄的程度来排序

12.1 风邪致病的特点

此风邪为纯粹的风邪，没有寒性能量的参与（热风不在此讨论范围，且热风致病的情况少），更甚者，即使在门窗紧闭的室内，患者也会有怕风的感受。原因是患者的身体是呈现疏泄远远大于收敛的状态，后天中气严重不足，那么其对肺—膀胱经收的作用便减弱很多，患者常常会汗出，恶风恶寒的轻重与后天中气有直接的关系。

桂枝汤是治疗中风的主方，是除《黄帝内经》十二方外，被称为群方之冠的方剂。究其原因，是因为人的生命过程就是疏泄与收敛之间的博弈，最终的结果，疏泄会把人体的先天中气和后天中气散尽，人即亡。而桂枝汤虽然也是发汗剂型，但其发汗较微，此微汗是抗风邪于外，且方剂中的白芍已经体现了收敛的功能。

风邪为患，其对收敛大于疏泄的患者没有致病性，除非在短时间劳累导致后天中气消耗的特别多，人体需从肺—膀胱经那里去借能量，导致肺—膀胱经的阳热能量小于风邪的能量，把收敛大于疏泄的状态扭转了过来，这样风邪才可致病。

12.2 在疏泄大于收敛的情况之下，按疏泄的程度从大到小的角度来分析

身体情况	邪气情况	对先天中气后天中气的影响	所用方剂及效果
疏泄大于收敛稍重	外有风邪或没有风邪	后天中气不足最重	《伤寒论》第29条及类建中汤
疏泄大于收敛一般	外有风邪或没有风邪	后天中气不足稍重	《伤寒论》第62条、第100条等
疏泄大于收敛较轻	外有风邪	后天中气稍不足	《伤寒论》第25条、第27条
疏泄大于收敛最小	没有风邪	后天中气与桂枝汤证相仿	《金匮要略》黄汗及桂枝加龙骨牡蛎汤等
疏泄大于收敛程度最小	外有风邪	后天中气不足	桂枝汤《伤寒论》第12条、第14条、第43条

12.2.1 疏泄大于收敛稍重，外有风邪或没有风邪

类建中汤

桂枝一两，去皮，甘草三两，炙，大枣十二枚，擘，芍药十二两，生姜三两，山药六两。以水七升，煮取三升。温服一升，日三服。

《伤寒论》第29条：伤寒脉浮、自汗出、小便数、心烦、微恶寒、脚挛急，反与桂枝，欲攻其表，此误也。得之便厥、咽中干、烦躁、吐逆者，作甘草干姜汤与之，以复其阳。若厥愈足温

者，更作芍药甘草汤与之，其脚即伸；若胃气不和谵语者，少与调胃承气汤；若重发汗，复加烧针者，四逆汤主之。

甘草干姜汤方

甘草四两，炙，干姜二两。上二味，以水三升，煮一升五合，去滓，分温再服。

芍药甘草汤方

白芍、甘草各四两，炙。上二味，以水三升，煮取一升五合，去滓，分温再服。

调胃承气汤方

大黄四两，去皮，清酒洗，甘草二两，炙，芒硝、半升。上三味，以水三升，煮取一升，去滓，内芒硝，更上火微煮令沸，少少温服之。

四逆汤方

甘草二两，炙，干姜一两半，附子一枚，生用，去皮，破八片。上三味，以水三升，煮取一升二合，去滓，分温再服。强人可大附子一枚、干姜三两。

"伤寒脉浮、自汗出、小便数、心烦、微恶寒、脚挛急"，其实此伤寒邪气一定不重，所以患者才会有微恶寒，否则在寒邪重的情况下，中气不足之人定会有比常人更怕冷的表现。

从《伤寒论》第20条可知，太阳表虚证在用麻黄汤发汗后，可出现桂枝加附子汤证（汗出，遂漏不止，其人恶风，小便难，四肢微急，难以转侧），而此条只是在上述症状后用了桂枝汤，便出现了厥、咽中干、烦躁、吐逆等症状。可见，此条中患者出现的是比太阳表虚证更虚的症状。

寒邪在外侵扰，人体必抗邪于外，而此条患者所经受的外邪并不重，所以，脉浮、自汗出、小便数、心烦、微恶寒、脚挛急等就是患者平时大体出现的症状。

这些症状提示了患者疏泄远远大于收敛，这也是肝气消耗过度代替心之宣散的表现。脉浮、自汗出、小便数都是肝疏泄过度的结果，而心烦是肝阳上浮灼伤心阴的现象，微恶寒是后天中气不足的一个症状，脚挛急是失去肝阴滋养的结果。

疏泄远远大于收敛，不光阳气外泄，津液也严重不足，此时如果用桂枝汤，桂枝汤总体上毕竟是发汗剂，会加重人体阳气及津液的外泄，便出现了咽中干、烦躁（阳气上浮发汗伤津液），厥、吐逆（中焦有寒所致）。所以此时犯伤寒，应该虚人伤寒建其中，不能用桂枝汤等解表药。此时应该用类建中汤（以防肝气过度外泄所致），方子如下：芍药30克，桂枝3克，大枣12个，炙甘草10克，生姜3片，饴糖30克（或换成山药40克）。既收敛了外浮的阳气，又把后天中气补了上来，后天中气一足，便可完功。

现在再分析中焦有寒的问题，从上面的分析可知，此种患者疏泄远远大于收敛（不是一朝一夕，而是长时间积累的结果），即肝疏泄旺盛。肝疏泄旺盛往往不是肝去做它该做的工作，所以它对脾阳的供给就会减少，即常说的肝乘脾，那么脾阳常常不足，即中焦有寒，这样一来，脾不能为胃行津液，所以便会出现四肢厥逆的情况，中焦有寒，脾不能运化，升清降浊功能失调，身体便要调动先天中气来调节，便可出现吐逆的情况。

仲景的做法是先治中部的寒及补后天中气，让身体整个斡旋能够进行，中部的寒解决了，脾的升清降浊功能恢复，后天中气也上来了，厥会解决，然后再做芍药甘草汤养肝阴，脚挛急即可解决。

其实这两个方法完全可以同时进行。

"若胃气不和谵语者，少与调胃承气汤"。这是疏泄远远大于收敛的初期，脾阳伤得不重，这时再用甘草干姜汤，有可能导致胃热，再加上本身就是内热津液少的症状，所以会出现谵语的情况，但毕竟这是一个虚的情况，虽有阳明内热所致的谵语，但也只能少予调胃承气汤，中病即止。

"而若重发汗，复加烧针者，四逆汤主之"的情况再分析一下。既然此种情况用桂枝汤都会出现这么多情况，而重发汗，复加烧针会让阳气散失的更厉害，上浮的阳气不会停驻在身体里以热邪的形式表现，而是随着汗都飞了出去，出现阳气虚极的情况，那只有用四逆汤来回阳救逆了。这可与桂枝加附子汤证做个比较，桂枝加附子汤证在发汗之前也是疏泄大于收敛的情况，但没到小便数（疏泄旺盛）等那样的程度，所以即使用麻黄汤也没有出现用四逆汤的程度。

12.2.2　疏泄大于收敛程度一般，外有风邪或没有风邪

《伤寒论》第62条：发汗后，身疼痛，脉沉迟者，桂枝加芍药生姜各一两人参三两新加汤主之。

桂枝加芍药生姜各一两人参三两新加汤方

桂枝三两，去皮，芍药四两，甘草二两，炙，人参三两，大枣十二枚，擘，生姜四两。上六味，以水一斗二升，煮取三升，去滓，温服一升。本云桂枝汤，今加芍药生姜人参。

桂枝汤是治疗太阳中风表虚证，患者平时是疏泄大于收敛，从《伤寒论》第12条的评述（在后面的章节中）可知，桂枝汤整体上用药的感觉是散大于收，是让散出体外的那点热化成汗，从而用汗拒邪

于外。

而新加汤是在桂枝汤的基础上加了白芍、生姜各一两，人参三两，增加的白芍是加强收敛的，这与本条发汗过多后，需要加强收敛相符。而人参是补后天中气的，让它坐镇中部，对药力往外补充到位，有很好的支撑作用。没用补先天中气的附子，从而可推测此出汗没到遂漏不止的程度，只是后天中气伤得相对厉害一些，与本条脉沉主里、脉迟主气血不足伤气伤血较厉害一致，而生姜也增加一两，这一两不是补后天中气的，而是用生姜的外散力引药（补上来的后天中气）达表再与白芍、桂枝相作用，而达到通络止痛的作用，所以也可以这么说，生姜在三两之内是补后天中气的，三两之外的那一部分是外散通络止痛的。

本方中生姜后补的一两与桂枝相加的作用还是要大于白芍的收敛的，道理与桂枝汤一致，虽然没有表证，但治疗也是以汗出而解，很多病亦如此。

《伤寒论》第100条：伤寒，阳脉涩，阴脉弦，法当腹中急痛，先与小建中汤；不差者，小柴胡汤主之。

小建中汤方

桂枝三两，去皮，甘草二两，炙，大枣十二枚，擘，芍药六两，生姜三两，切，胶饴一升。上六味，以水七升，煮取三升，去滓，内饴，更上微火消解。温服一升，日三服。呕家不可用建中汤，以甜故也。

实人伤寒发其汗，虚人伤寒建其中，从"先与小建中汤"便可知此条伤寒伤的是一个虚人，阳脉涩、阴脉弦自然是一个虚人的脉象，此阳脉涩应是后天中气不足的表现（此方中生姜、大枣、炙甘草的量是补后天中气的，外加饴糖且饴糖是君药），而阴脉弦应与腹中急痛有关，与肝阳不足导致不能供脾阳所用，从而导致脾阳工作不能顺利进行有关。

体虚之人平时总是疏泄大于收敛的状态，疏泄到上面的那些热除了让人不舒服，且会耗气，所以本方中白芍量加倍，一是把上面的那些浮热收回来，让这些收回来的热补肝阳，也间接地补脾阳；二来收敛的药二倍于发散的药，会让发散的药即桂枝的散的程度不高，只在肝脾这里发挥补充肝阳、脾阳的作用，从而止急痛，在这里止急痛与补后天中气同时进行，那么腹痛当解，接下来的不差，是指小柴胡汤证没有痊愈，那就可以用小柴胡汤了。而如果小建中汤用罢不光腹痛痊愈，且外感也好了，那就不用小柴胡汤了，即虚人伤寒建其中，如果在用完小建中汤后出现了小柴胡汤证，毕竟此条与肝胆经有关，便可用小柴胡汤收功。

《金匮要略》第六章第6条：劳之为病，其脉浮大，手足烦，春夏剧，秋冬瘥，阴寒精自出，酸削不能行。

劳之为病，其脉浮大，是疏泄旺盛的结果，手足心烦热，亦如是，春夏是疏泄宣散的季节，与人体的表现相一致，所以症状会重一些，秋冬是收藏的季节，对疏泄起一个收的作用，所以症状会轻，而阴寒精自出，是肝的阳热能量浮散于外于上，肝本身的阳气就弱，肝主筋宗，所以阴会寒，精自出，一是每个脏器的小冲气会对自身的最外层有一个收的作用，肝阳虚自对筋宗的收的作用差，二是疏泄旺盛的情况，精液也会往外散，两者都可导致精自出。酸削不能行，同理，身体其他地方的筋脉也会出现同样的情形，出现筋软无力，与阴寒精自出相仿。

《金匮要略》第六章第13条：虚劳里急，悸，衄，腹中痛，梦失精，四肢酸疼，手足烦热，咽干口燥，小建中汤主之。

小建中汤方

桂枝（三两，去皮），甘草（三两，炙），大枣（十二枚），芍药（六两），生姜（二两），胶饴（一升）。上六味，以水七升，煮取三升，去滓，内胶饴，更上微火消解。温服一升，日三服。

《金匮要略》第六章第6条说得较多（即上条），用方上是治偏寒一些的，而胶饴补后天中气较迅速，此条是治偏寒体质的，若偏热可用类建中汤，用山药代替饴糖。

《金匮要略》第六章第14条：虚劳里急，诸不足，黄芪建中汤主之。

此条诸不足是指表特别虚，主要表现为恶风特别明显，也就是汗腺孔变大，治疗上用黄芪把孔补小了，同时身体里的气力也上来了，就像给气球打气是一个道理。其余与小建中汤同。

《金匮要略》第六章第2条：血痹阴阳俱微，寸口关上微，尺中小紧，外证身体不仁，如风痹状，黄芪桂枝五物汤主之。

黄芪桂枝五物汤方

黄芪（三两），芍药（三两），桂枝（三两），生姜（六两），大枣（十二枚）。上五味，以水六升，煮取二升。温服七合，日三服。

阴阳俱微，指浮取、沉取都微弱无力，也有的说是人迎、趺阳、太溪而言，但总是气血津液不足的脉象，以方测证的结果还没有涉及先天中气的情况。而寸口关上微，是指表的气血津液不足，是表虚，尺中小紧，是指里，小是后天中气不足的表现，而紧是风寒侵袭与后天中气抗争的表现。现在是风寒侵袭了表虚的情况，表现的症状是身体不仁，就是身体有些地方的肌肤麻木了，如风痹状，故可兼轻微疼痛。

如果是太阳表虚遇到风邪，可用桂枝汤，现在不仅是风邪还有寒邪，且表虚比桂枝汤证要重，桂枝汤证是脉浮缓，浮说明还有抗击外邪的能量，而现在寸口关上微，完全是撤退的状态，即肺—太阳膀胱经的汗腺呈现开放的状态，风寒可以长驱直入了（但也仅限皮肤汗腺这里）。

所以治疗上在去风寒的同时把表虚的情况改善一下，方中桂枝的量没变，而生姜增加了一倍，增添的三两是去寒邪的，这两味药与白芍相互作用，在表虚不太厉害的情况下可以把风寒拒之门外，可现在表虚的厉害，汗腺开放的厉害，怎么办？这时黄芪派上了用场，黄芪补气的作用是从里往外托，而且还可以让开放的汗腺口变小一些，这样风寒去，表虚解。

临床上有的医师常常用黄芪补肺及心，而肺与心是主降的，所以用黄芪不可补肺及心，如哮喘病人，它的病因一是肺降不好，另一个是肺的宣散不利，而黄芪对其中哪一种情况都不利，黄芪主升与肺降矛盾，黄芪可让汗腺孔变小，与肺的宣散不符。

这样风寒去表虚解，则血痹愈。

12.2.3　疏泄大于收敛较轻，外有风邪

《伤寒论》第25条：服桂枝汤，大汗出，脉洪大者，与桂枝汤，如前法。若形似疟，一日再发者，汗出必解，宜桂枝二麻黄一汤。

桂枝二麻黄一汤方

桂枝一两十七铢去皮，芍药一两六铢，麻黄十六铢，去节，生姜一两六铢，切，杏仁十六个，去尖皮，甘草一两二铢，炙，大枣五枚，擘。上七味，以水五升，先煮麻黄一二沸，去上沫，内诸药，煮取二升，去滓，温服一升，日再服。本云桂枝汤二分、麻黄汤一分，合为二升，分再服。今合为一方，将息如前法。

脉若静者为不传也，脉若数急者为传也。

《伤寒论》第23条：桂枝麻黄各半汤，麻黄1两，桂枝1.67两，炙甘草1两，杏仁24个，生姜1，大枣4个，芍药1两。

《伤寒论》第25条：桂枝二麻黄一汤，麻黄0.67两，桂枝1.7两，炙甘草1.08两，杏仁16个，生姜1.25两，大枣5个，芍药1.25两。

《伤寒论》第27条：桂枝二越婢一汤，麻黄0.75两，桂枝0.75两，炙甘草0.75两，芍药0.75两，石膏1两，生姜1.08两，大枣4个。

本方初服桂枝汤，必有桂枝汤证，发热、汗出、恶风、脉缓等，却大汗出，说明用桂枝汤量稍大，或服完桂枝汤后将息上出了错误（如捂得太多），导致大汗出。那么多出的那些汗非但不能治愈太阳中风证，而且还亡阳气，导致后天中气更为不足，而此时外邪并没减少，两相一对比，邪气还会更胜一筹，正如《黄帝内经》曰："大则邪至，小则平。"言邪甚则脉大，邪少则脉微。所以会出现脉洪大的症状，只不过此时的脉洪大一定是应指无力，且浮，因此脉象的这个特点通常发生在像此条大汗出等在短时间内身体发生剧烈的变化过程中，或邪气远远大于正气，而正气又拼命反击的时候。可即使出的汗再多，也不会像桂枝汤证用麻黄汤后所致的汗出遂漏不止的桂枝加附子汤证，所以此时还得用桂枝汤来治疗此证。

如果脉洪大且出现口渴，那是阳明证，是桂枝汤证服用桂枝汤时阳明胃经的阳热能量也前来抗邪，应用白虎加人参汤，所以脉不仅洪大而且还有力。

本条总体上还是太阳中风证，必有汗出恶风的症状，只是脉缓变成了脉洪大，沉取无力。

接着，若形似疟，一日再发者（比《伤寒论》第23条一日二三度发重），汗出必解，宜桂枝二麻黄一汤，此是在服桂枝汤大汗出、脉洪大之后出现的。如疟状，与第23条相仿，是发热恶寒，热多寒少。究其原因，这是在服完桂枝汤后，汗出的多，导致后天中气不足造成的。

这个症状是比刚才大汗出后继续用桂枝汤治疗的症状要重，同样的外邪，继续用桂枝汤时是恶风，而到此时却有恶寒的感觉，说明此时的后天中气更为不足，如果还用桂枝汤，一定是抗邪不力。

既然有恶寒出现，且是在外邪侵犯之时，所以必得汗解，又光用桂枝汤不能解，所以便把麻黄汤减量用过来（取其九分之二），而后天中气又比以往虚得更重，故建议桂枝汤原方中生姜、大枣、炙甘草不动（此条中桂枝汤用到十二分之五），而桂枝与白芍用到十二分之五即可，再加九分之二的麻黄汤量。用桂枝汤来补后天中气，因为现在已有了恶寒的状态，且主战场还在皮肤这里，所以就要用麻黄加桂枝发小汗，抗外面的寒邪（其实就是刚才的风邪，可见邪气的性质与后天中气及先天中气的强弱有关，是可以改变的），又用杏仁以降肺气，则服后小汗出，症状解除。

《伤寒论》第27条：太阳病，发热恶寒，热多寒少，脉微弱者，此无阳也。不可发汗，宜桂枝二越婢一汤。

桂枝二越婢一汤方

桂枝去皮、芍药、麻黄、甘草各十八铢，炙，大枣四枚，擘，生姜一两二铢，切，石膏二十四铢，碎，绵裹。上七味，以水五升，煮麻黄一二沸，去上沫，内诸药，煮取二升，去滓，温服一升。本云当裁为越婢汤、桂枝汤合之，饮一升。今合为一方，桂枝汤二分、越婢汤一分。

此条脉微弱一是指邪气将去的征象，二是和下面的无阳有联系，无阳是说身体的津液少，不可发大汗。现在就是这样一对矛盾，有外邪且恶寒，应发汗，却脉微弱者，此无阳也，不可发大汗，那怎么办？

既然无阳津液少，那可以补津液，用白芍、生姜、大枣、炙甘草，况且此条是从桂枝汤证那里来的。发汗还是得用麻黄和桂枝，为防止发汗过度，方中不光有芍药，且有石膏。

本条与桂枝二麻黄一汤相比，桂枝和芍药的用量少了下来，这与桂枝二越婢一汤的方名有些不符，所以笔者认为，此条桂枝和芍药的用量应与桂枝二麻黄一汤方相仿，这样才更能看出此类患者平素是处于疏泄大于收敛的状态。

本方及第23条、第25条都有生姜、大枣及炙甘草，说明这三条的后天中气相比麻黄汤等要不足得多一些，所以一定要在补后天中气的基础上再治热多寒少的外感证，而麻黄和桂枝和芍药的用法上还是稍有区别，第23条桂枝加麻黄的量比芍药多1.67两，第25条是1.12两，第27条是0.75两，第23条芍药的用法是偏于反佐，第25条、第27条芍药的用法是偏于收敛，且第27条的重点在石膏运用上，在此条，石膏是降冲止汗之法。

小结

从上面的分析可推出治疗外感证时，在患者出现发热恶寒的症状时，便可通过寒和热的程度及后天中气虚的程度综合考虑用麻黄类及桂枝类的方子，麻黄的用量与恶寒程度的大小有直接的关系，恶寒程度重，麻黄的用量便多，恶寒的程度轻，麻黄的用量也会跟着下来，但前提是以后天中气为依据，因为后天中气是人体流畅起来的中心。《伤寒论》第27条更有津液虚，不可如麻黄汤发大汗，加石膏一是去热，二是让汗出的更少一些，降冲止汗以保津液。

12.2.4　疏泄程度与桂枝汤相仿且外没有风邪

《金匮要略》第六章第8条：夫失精家，少腹弦急，阴头寒，目眩，发落，脉极虚芤迟，为清谷，亡血失精。脉得诸芤动微紧，男子失精，女子梦交，桂枝龙骨牡蛎汤主之。

桂枝加龙骨牡蛎汤方

桂枝、芍药、生姜（各三两），甘草（二两），大枣（十二枚），龙骨，牡蛎（各三两）。上七味，以水七升，煮取三升，分温三服。

天雄散方

天雄（三两，炮），白术（八两），桂枝（六两），龙骨（三两）。上四味，杵为散，酒服半钱匕，日三服，不知，稍增之。

失精家与《金匮要略》第6条的阴寒精自出相似，是肝的疏泄旺盛，阳热能量浮散于外于上，肝本身的阳气就弱，肝主筋宗，所以阴会寒，精自出。一是每个脏的小冲气会对自身的最外层有一个收的作用，肝阳虚自对筋宗的收的作用差，二是疏泄旺盛的情况，精液会往外散，两者都可导致精自出。

而少腹弦急与阴头寒道理相仿，都是肝阳不能温煦的结果，寒则收，所以弦急。

因为阳热能量浮散于外，头部火盛，再加上疏泄导致后天中气不足，因而气血虚，这两种情况都导致目眩发落。脉是极虚芤迟，按之无力，芤是浮大中空，迟是至数少，此为清谷亡血失精的脉。

接着脉象是微紧，微是精气不足，紧在此也是不足的征象，但总体上是浮散的脉象，便会男子失精女子梦交，女子梦交是浮散在外的肝气化成梦在活动，是没有收回来的结果，又肝主性的活动，故有此梦。

此方子中桂枝与生姜偏热，所以整个方子所治应是寒偏重的情况，龙骨、牡蛎起收敛作用，如果偏热之人，桂枝量要降下来，白芍量要增大，即类建中汤。

《金匮要略》第十四章第28条：问曰：黄汗之为病，身体肿，发热汗出而渴，状如风水，汗沾衣，色正黄如柏汁，脉自沉，何从得之？师曰：以汗出入水中浴，水从汗孔入得之，宜芪芍桂酒汤主之。

黄芪芍药桂枝苦酒汤方

黄芪（五两），芍药（三两），桂枝（三两）。上三味，以苦酒一升，水七升，相和，煮取三升。温服一升，当心烦，服至六七日乃解。若心烦不止者，以苦酒阻故也。

《金匮要略》第十四章第29条：黄汗之病，两胫自冷。假令发热，此属历节。食已汗出，又身常暮盗汗出者，此劳气也。若汗出已，反发热者，久久其身必甲错；发热不止者，必生恶疮。若身重，汗出已辄轻者，久久必身瞤。瞤即胸中痛，又从腰以上必汗出，下无汗，腰髋弛痛，如有物在皮中状，剧者不能食，身疼重，烦躁，小便不利，此为黄汗。桂枝加黄芪汤主之。

桂枝加黄芪汤方

桂枝、芍药（各三两），甘草（二两），生姜（三两），大枣（十二枚），黄芪（二两）。上六味，以水八升，煮取三升。温服一升，须臾饮热稀粥一升余，以助药力，温服取微汗；若不汗，更取。

两个方子都有黄芪、桂枝、白芍，用量上桂枝与白芍都是桂枝汤上的量——三两，黄芪一个是五两（黄耆芍药桂枝苦酒汤），一个是二两（桂枝加黄芪汤）。前一个方子还有苦酒即醋一升，后一个甘草、生姜、大枣的量都是桂枝汤的量，且用法也如是。区别是醋起收敛的作用，而甘草、生姜、大枣是补后天中气，并助桂枝外散的作用。

两个方子一对比，黄耆芍药桂枝苦酒汤是以收为主，而黄芪加桂枝汤则收散相宜。

黄汗的三个主症，一是出汗，一是发热，一个身肿痛，在这里出汗不是来抗病，从上面的两条可看出，是表虚的情况，但为什么黄汗不恶风呢？这是因为在汗孔的里面有水气，这些水气像屏风般挡住其去路，所以不会恶风，而这些水气在身体里会让人有身肿痛的感觉，即身肿，这是不通的表现。而发热，说明患者时刻都处于疏泄的状态，尤其是桂枝加黄芪汤那一条，若汗出已，反发热者，久久其身必甲错，是后天中气虚到一定程度的结果。

现在分析一下黄芪、白芍及桂枝这三味药，为什么在黄汗的方子里都会出现？先说黄芪，它的主要作用是实表，即把汗孔眼"补"小了，以方测证，可见不论是前一个方子还是后一个方子，都是表虚，汗孔大一定就会出汗，黄芪把它补小了，出汗就会回到正常的水平上，这个问题就算解决了，下一个是发热，这是疏泄过度的结果，所以要用到白芍之寒来收，这个问题也算解决了，再说肿痛，这个肿痛是水气聚集的结果，而桂枝辛香性温，最擅疏通经络，甚去寒湿，所以对寒水之结聚有很好的开通作用。

分析完药，再分析一下黄汗是怎么来的？先从黄芪加桂枝汤说起，桂枝汤是太阳表虚证，发热汗出恶风脉浮缓，与黄芪加桂枝汤在症状上差异是恶风与不恶风，上面已分析完，还有就是汗出与出的汗是黄汗，而治疗上黄汗只是多加了一个黄芪，可见黄芪是治疗黄汗的主药，但它是怎么治疗的呢？从前面的分析可知，黄芪是把汗孔缩小了，其实黄芪还有利尿的作用，当桂枝把水气激荡起来之后，黄芪再把这些水气从小便那排泄出去，从而黄汗便没了踪影，但问题是黄汗的黄是从哪来的呢？

现代医学的黄疸是胆汁外溢的表现，是肝胆经出现阻滞造成的。这样就好理解了，桂枝汤证其实就是肝经疏泄旺盛导致后天中气不足进而呈现表虚证，当风邪侵犯之时，形成的太阳表虚证；而黄汗就是在太阳表虚的情况之下，水邪又侵犯皮下，因太阳表虚是肝经疏泄旺盛造成的，肝的阳热能量上调到胆经里，在外邪侵犯之时，多余的阳能能量上调到膀胱经与水邪相混合，则成黄汗。

反过来再看看这两条，黄芪芍药桂枝苦酒汤，身体肿，发热汗出而渴，脉沉，脉沉说明此黄汗中的水气比黄芪加桂枝汤要重，故黄芪用量要多出三两，这三两是用在利尿及黄汗上，没有补后天中气，说明患者体质较好，用苦酒的原因是加强收敛的同时又有泻热的作用，如果苦酒一时不好找，也可用石膏来代替。

第二条两胫自冷，一是水气趋下，二是后天中气不足的结果，没有阳气照顾下面，汗出已，反发热者，久久其身必甲错，上面已分析，发热不止者，必生恶疮，也与后天中气不足有关，且黄芪是治恶疮的首选，而若身重，汗出已辄轻，久久必身瞤等症状，都是肝阳不足、后天中气不足的结果，疏泄旺盛导致上热下寒及小便不利。

病例分析

2017-8-5　黄某某　男　68岁　黄东义人

双脚肿有半年，西医检查没有问题，左尺细弦有力寸次之关沉取空，右脉弦而有力，舌红苔黄白润，齿痕明显，脚总是热。

黄柏10克，白芍30克，柴胡6克，炙甘草10克，黑豆30克，半夏10克，茯苓30克，干姜5克，牡丹皮15克，山药40克，莲子24克，泽泻30克，栀子20克，山药40克。

2017-8-11

脚热稍好一些，但肿没下去。

黄柏12克，白芍30克，柴胡6克，炙甘草10克，黑豆30克，半夏10克，茯苓30克，干姜5克，牡丹皮15克，山药40克，荷叶50克，泽泻30克，栀子20克，焦山楂12克。

2017-8-21

阴囊总是潮湿，但与脚肿没关系，从四月份才开始，右脉都弦而有力，不爱吃凉东西。口不渴，做过颈椎手术，手不爱热。

黄柏12克，白芍60克，醋柴胡9克，炙甘草10克，黑豆40克，半夏10克，茯苓30克，干姜3克，牡丹皮15克，黄芪12克，莲子30克，栀子20克，桂枝3克，知母12克。

2017-8-26

脚肿明显见好，最大的变化就是加了醋柴胡与黄芪，主要从少阳经入手，阴囊潮湿也好了许多，可见黄芪在少阳经病时利尿消肿的作用还是很明显的。

黄柏12克，白芍60克，醋柴胡9克，炙甘草10克，黑豆40克，半夏10克，茯苓30克，干姜3克，牡丹皮15克，黄芪12克，莲子30克，栀子20克，桂枝3克，知母12克。

12.2.5 疏泄大于收敛程度最小，外有风邪

《伤寒论》第12条：太阳中风，阳浮而阴弱。阳浮者，热自发；阴弱者，汗自出。啬啬恶寒，淅淅恶风，翕翕发热，鼻鸣干呕者，桂枝汤主之。

桂枝汤方

桂枝三两，去皮，芍药三两，甘草二两，炙，生姜三两，切，大枣十二枚，擘。上五味，哎咀三味，以水七升，微火煮取三升，去滓，适寒温，服一升。服已须臾，啜热稀粥一升余，以助药力，温服令一时许，遍身漐漐微似有汗者益佳；不可令如水流离，病必不除。若一服汗出病差，停后服，不必尽剂；若不汗，更服，依前法；又不汗，后服小促其间，半日许令三服尽。若病重者，一日一夜服，周时观之，服一剂尽，病证犹在者，更作服；若汗不出，乃服至二、三剂。禁生冷、黏滑、肉面、五辛、酒酪、臭恶等物。

桂枝汤被称为群方之冠，从方子的组成可看出，生姜、大枣、炙甘草，这三味药是补后天中气的，桂枝是外散之药，白芍是肺经（及胆经，且以胆经为主，是中药里酸且性凉之药，其他酸性药大多温性，凉性本就收敛，所以白芍比其他酸温性的药收敛作用强，是中药里面很重要的一个药）的收敛之药，且桂枝与白芍的用量比是1：1，但桂枝质轻，同样的分量与白芍比就显得多了不少，整体上用药的感觉是散大于收。即桂枝加补后天中气的药大于白芍的收敛，如果汗还不出的话，可用热粥来补，为什么不用热水？这是因为热水来得猛，粥要和缓一些，而且还能补中气，符合汗要慢慢地出，遍身漐漐微似有汗者益佳，若还不出，酌情少量多次饮水。

从药物的组成上可看到，补后天中气的药是三味，桂枝是外散药，收的药是白芍，一般治疗外感病，都是以外散药为主，本条用到白芍这味凉收的药，说明平时个体是疏泄大于收敛，整个机体处于虚的状态，这与太阳中风正好相符，太阳病，汗出、恶风、发热、脉缓者。

阳浮是机体处于疏泄的状态，且疏泄旺盛，阴弱指的是收敛处于弱势，因收敛弱于疏泄，则汗腺处于开放状态，阳热能量往外散的时候，其实是以"汽"化的状态出现的，因为肺经的肃降出了问题，便不能把水液收降到身体里的下面去。当"汽"化出于体表时，外面的温度又小于"汽"化的温度时，一冷一热相遇便形成了汗，这就是太阳表虚时的表现。当外邪（风邪）侵犯时，身体因抗邪而调动能量浮盛疏泄于外，正邪交战激烈，自然就会出现发热的现象，这就是阳浮者热自发，随之而来的就是阴弱者汗自出，这其实是与阳浮者热自发是一个道理。

至于啬啬恶寒、淅淅恶风、翕翕发热是对前面分析的一个症状上的补充，既然都恶风了一定恶寒，发热也说明了机体会有一个抗邪的反应，也说明机体的正气不是特别不足，还有抗邪的能力，但发热的程度不是特别高。

鼻鸣、干呕是后天中气上来抗邪之时，把热一并带上来，热气冲击肺经所造成的症状。在桂枝汤中是用白芍的收来治疗鼻鸣、干呕的症状，如果程度更为严重，还会用上其他的寒冷降肺之药物。

《伤寒论》第18条：喘家，作桂枝汤，加厚朴、杏子佳。

喘家就是有喘根的病人，这种病人通常是正气不足，是虚证，肺的宣发及肃降都出了问题。正气存内，邪不可干，正气不足了，外邪就容易侵犯。此条所谓的虚，就是疏泄大于收敛，这种病人便容易得太阳中风，当喘家得了太阳中风后，肺的宣发不是不能进行，而是过于旺盛。在中医的治疗中，特别能体现太过及不及的危害，它们都能导致身体出现病症，现在出现的就是太过的情况。

当肺的宣发过于旺盛时，肃降则明显不足，能力也会减弱，让整个肺的功能处于漂浮的无根的状态。所以用桂枝汤里的白芍来抑制肺的宣发，而且其还有降肺的作用，抑制肺的宣发等同于补上了肺肃降的能力，再加上生姜、大枣、炙甘草所补上来的后天中气，既加强桂枝外散抗击外邪的能力，又给肺的肃降提供新的动力，肺的宣发和肃降整个就规律正常起来了。而毕竟是喘家，用杏仁和厚朴降肺，以达到平喘的目的。

《伤寒论》第43条：太阳病，下之微喘者，表未解故也，桂枝加厚朴杏子汤主之。

桂枝加厚朴杏子汤方

桂枝三两，去皮，甘草二两，炙，生姜三两，切，芍药三两，大枣十二枚，擘，厚朴二两，炙，去皮，杏仁五十枚，去皮尖。上七味，以水七升，微火煮取三升，去滓，温服一升，覆取微似汗。

《伤寒论》第21条，太阳病，下之后，脉促、胸满者，桂枝去芍药汤主之，一定没有其气上冲的症状，因为下的太重。而本条，平时就处于疏泄大于收敛的状态，肺的宣发有余而肃降不足。这时下之伤到了后天中气，让后天中气不能支持太阳表虚证患者抗击外邪，但肺气并没有降，这时出现宣发减弱，肃降还是不能进行，出现的微喘是肺整个功能处于停滞的表现，是外散又外散不得，内降又不成立，故微喘，而这时表还未解。以方测证，本条的下之应比第21条为轻，所以用桂枝汤，因为有喘，所以加厚朴、杏子降肺平喘。

《伤寒论》第14条：太阳病，项背强几几，反汗出恶风者，桂枝加葛根汤主之。

桂枝加葛根汤方

葛根四两，麻黄三两，去节，芍药二两，生姜三两，切，甘草二两，炙，大枣十二枚，擘，桂枝二两去皮。上七味，以水一斗，先煮麻黄、葛根，减二升，去上沫，内诸药，煮取三升，去滓，温服一升。覆取微似汗，不须啜粥，余如桂枝法将息及禁忌。

以方测证，本条是桂枝加葛根汤，可以推测是太阳表虚证，所以才会反汗出恶风，因为一般项背强几几是在受到寒邪才发作的，在受到风邪就会出现这种情况，说明患者抗寒能力差，比寒邪邪气轻的风（此时的风会出现凉的感觉，如果是热风当是不怕）就会出现此症状，说明患者的后天中气较弱，患者平时也是疏泄大于收敛，才会出现太阳表虚的症状，这与刚才以方测证推测是太阳表虚证相一致。

既然有项背强几几就要用到葛根。葛根的作用，一是升散发表，增强桂枝汤的发汗能力，所以服用方法中不用喝热粥；二是疏通经络，葛根通常用的是地上那部分葛藤，可能爬得很远，就是其具有疏通经络的体现；三是升津液，它能把地下的水分提升起来，是经脉拘挛的病都有津液不能滋润的因素，用葛根正好起到这个作用。

12.3　特殊的风邪

12.3.1　痉病

"太阳病，发热无汗，反恶寒者，名曰刚痉。"

痉病病在筋脉，以项背强急、口噤、甚至角弓反张等为特征，是由于外感风寒、津液不足、筋脉失养所致，与温病热盛津伤及内伤引起来的痉厥不同，但此痉也是肝经之为病，肝主筋，筋脉的病即是肝经之为病。

《伤寒论》从外邪的角度上来说，是三阳经消耗到一定程度才会侵犯三阴，而此条则是在三阳经没消耗的情况之下，外邪直中厥阴肝经所致，即现在所说的破伤风。

身体健壮之人，其三阳经的阳气及后天中气都比较充足，如果得了痉证，即此条太阳病，发热无汗，反恶寒者，名曰刚证。内伤引起的痉证是没有恶寒的症状的（其是长期筋脉失养这么一个过程，即使有，也较轻微），所以此条是反恶寒。

此条是外邪直接侵入了肝经，应是寒邪，寒则收引，而肝阳以疏泄的形式反抗之，形成痉证，引起了痉的症状，而且是在较短的时间之内，起病迅速，于是后天中气必定前来抗邪，由于邪气太盛，所以后天中气便向肺—膀胱经去"借"阳热能量（其实也向少阳及阳明借了），这样肺—膀胱经里的阳热能量就少了许多，内外一对比，体外就显现出"寒"的特性（通常情况人体体表的温度要远高于外界的温度），所以会出现恶寒的症状，与太阳表实证有相似的症状。

"太阳病，发热汗出，而不恶寒，名曰柔痉。"

从上条可知，痉病病在筋脉，以项背强急、口噤甚至角弓反张等为特征，此条也是外邪直接侵入了肝经，引起了痉的症状，但此条的病人是身体较弱之人，其平素处于疏泄大于收敛的状态，其三阳经的阳气及后天中气都要弱很多，当外邪直接侵入肝经，在较短的时间之内，发病突然，且外邪强盛，需要大量的阳热能量前来抗邪，可其三阳经及后天中气供其借的阳热能量不多，此时根本不够用，况且疏泄大于收敛之人，平时肝经疏泄旺盛，肝本身的阳气早已不足，它总是不停地从肾那里调阳热能量，并且已经成了一种习惯，既然从三阳经及后天中气那里"借着"不方便，那就直接从肾这里继续借，于是就会继续出现发热汗出的症状，平素疏泄大于收敛的患者是恶风更恶寒了，而此条却不恶寒，是因为肝从肾这里借来的阳热能量除了供抗击痉证之外，多余的能量还是沿着疏泄的路子往外走，于是患者会出现不恶寒的情况，只是这种情况不会持续太久，当痉的症状消退之后，会出现真寒假热的情况。

因其后天中气及肝阳较不足，所以其与外邪争斗不是很激烈，故痉的程度要轻一些。

《金匮要略》第二章第11条：太阳病，其证备，身体强，几几然，脉反沉迟，此为痉，栝蒌桂枝汤主之。

栝蒌桂枝汤方

栝蒌根（二两），桂枝（三两），芍药（三两），甘草（二两），生姜（三两），大枣（十二枚）。上六味，以水九升，煮取三升。分温三服，取微汗。汗不出，食顷，啜热粥发之。

此条的其证备是上面所说的发热汗出，而且还有不恶寒的情况，此痉是柔痉，脉应缓弦，而此条是脉沉迟，应是痉已发作过去的脉象，沉是病为在里，迟为阳气过度蒸发之后出现的脉象，应不是很重，否则应加入附子，毕竟在柔痉的过程中上调了先天中气。为防止又发，才用天花粉桂枝汤，桂枝汤里的甘草生姜大枣是补后天中气的，桂枝性甘辛，气香，性温，入足厥阴肝经、足太阳膀胱经，在这里主要是补肝阳以抗击直中的外邪，天花粉味甘微苦微寒，入手太阴肺经，清肺生津，白芍味酸微苦微寒，入足厥阴肝、足少阳胆经，两味药共同把正邪争斗时浮上来的热降下去，天花粉降肺，白芍降胆，降下来的热再加以利用，补充后天中气及先天中气中肾的小冲气（省去炮附子的原因）。

这样一来，后天中气补足了，肝阳也充足了，就可祛除外邪了。因为柔痉的症状不是太重，"几几然"，如果加上葛根效更佳，葛根解肌疏通经络的作用较好，但其主要矛盾不在这里，故在方子里没有特意加上葛根。

《金匮要略》第二章第12条：太阳病，无汗而小便反少，气上冲胸，口噤不得语，欲作刚痉，葛根汤主之。

葛根汤方

葛根（四两），麻黄（三两，去节），桂枝（二两，去皮），芍药（二两），甘草（二两，炙），生姜（三两），大枣（十二枚）。上七味，㕮咀，以水七升，先煮麻黄、葛根，减二升，去沫，内诸药，煮取三升，去滓。温服一升，覆取微似汗，不须啜粥，余如桂枝汤法将息及禁忌。

刚痉及欲作刚痉都是用葛根汤来治疗，此太阳病其实不是太阳病，是外邪直中肝经造成的痉证。因为其主战场在肝经，在内里，且战斗还没有结果，所以无汗。正邪在肝经这里交争，肝经所有的疏泄都是在与外邪的收引相拼争，越拼争依着疏泄及热往上走的特点其战场越往上来，肝经正常的往下疏泄的功能已不能顾及，故小便反少，气上冲胸、口噤不得语都是正邪拼争的结果。

本条用到了桂枝汤，其甘草、生姜、大枣是补后天中气，既然发病了，一定是后天中气不足了，否则正气是能抗击外邪的，用桂枝同理是补肝的，如果肝的阳热能量充足，那也是不会发病的，而且此条桂枝用到二两，比桂枝汤少了一两，说明此条肝阳要足旺一些。

刚痉及欲作刚痉的道理相同，都是向项背强急、口噤，甚至角弓反张的症状进发或已发，这种抽搐症状也是经络受阻造成的，而葛根的主要作用就是疏通经络，故用做主药。

现在是肝阳及后天中气都补充到位了，而且疏通经络的药也有了，痉病应当可以解决了，但其发热无汗恶寒及小便少的症状还没解决，而且正气抗邪的过程（此条）是向上向外，且不是吐法，就像一只气球，当外邪收引占上风时，气球特别小，正气快被挤没了，当正气充足后，外邪被正气逼得四处乱奔，就如同气球越来越大，如果这样持续下去的话，终有气球炸了的时候，外邪才有出路，所以现在还要给外邪找出路，可以在气球上扎一些小眼，让外邪从这些小眼上跑出体外，发汗即扎眼，起扎眼作用的药就是麻黄，给外邪以出路，当外邪以汗的形式从体内被驱赶走之后，再用白芍稍稍收降一下（白芍的用量也比桂枝汤少一两），防止外泄过度，伤及人体的正气。

这样一来，发热恶寒的症状也就解决了，且上部得通，外邪尽去，身体正气恢复，肝的疏泄得以正常，则小便的问题也解决，则此痉才真正地尽去。

> 痉为病，胸满口噤，卧不着席，脚挛急，必龄齿，可与大承气汤。

大承气汤方

> 大黄（四两，酒洗），厚朴（半斤，炙，去皮），枳实（五枚，炙），芒硝（三合）。上四味，以水一斗，先煮二物，取五升，去滓，内大黄，煮取二升，去滓，内芒硝，更上火微一二沸。分温再服，得下止服。

此痉虽也是外邪直接侵入了肝经，但其邪性热，如果其侵入肝阳不虚之体，则使其疏泄异于常态，与前面所述相反，是热痉。

热痉是不需要膀胱—肺经及后天中气前来抗邪，所以不会出现类太阳证恶寒的症状，寒痉是收着抽，而热痉当是外散着抽，所以其症状较重，是筋脉想尽可能地外散而由于身体筋脉长度有限，不能满足其外散的需求而出现的抽搐现象，卧不着席，即是筋脉在人体伸展的最大化的表现，脚挛急，必龄齿，是抽搐的表现，当这些邪热在人体内弥漫之时，会消耗人体大量津液，所以当务之急是急下存阴，热邪去阴液存，人康健。

13

暑邪致病的特点——与桑拿相似

　　《金匮要略》第二章第25条：太阳中暍，发热恶寒，身重而疼痛，其脉弦细芤迟。小便已，洒洒然毛耸，手足逆冷，小有劳，身即热，口开，前板齿燥。若发其汗，则其恶寒甚；加温针，则发热甚；数下之，则淋甚。

　　中暍即中暑，常常发生在夏季天气炎热之时，是由于外面的温度过高，导致人体内部发生变化造成的。当体外的温度高于人体内部之时，人体本能的反应是抗热，怎么抗热？每个人都有这样的体会，当人挨烫之时，会突然出一身汗，这个汗就是身体本能抗烫的结果，与人们在蒸桑拿时出一身汗相似。

　　人的体温在36℃～37℃之间，所以其抗热不可能用低于这个温度的其他东西——如冷风等，人体是无法"造"出那些东西的，唯一可以用的就是汗，用汗去吸附外面的热，从而达到降温的目的。

　　在《伤寒论》里，汗是身体里的阳热能量"冲"出身体，遇到外面的寒气才形成的，而中暑形成的汗则与之不同，这是一个主动的过程，是身体把阳热能量里的津液主动地以汗的形式从体内"搬"了出去，去吸附外面的热，而把阳热能量里的热留在了太阳膀胱—肺经里，这些热会耗人体的气，而在这个搬运的过程中也是要消耗人体的后天中气的，所以总的过程会损伤人体的后天中气，而不是所说的迫汗外泄。

当中暑发生，即汗出很多后，里热已较重，同时人的后天中气会损失不少，而恶寒的程度与后天中气不足的程度是成正比的关系，人体的后天中气越少恶寒程度越明显。当后天中气虚到一定的程度，人体一定会觉得身重，而身疼痛是后天中气虚且热集中在肺—太阳膀胱经里，所谓的"腠里"（在肺—膀胱经稍里一些的地方）处没有阳气照应造成的。

其脉弦细芤迟，主痛、主虚（气虚、津液虚）。津液虚小便应少，在尿的过程中会洒洒然毛耸，就是突然打个冷战，是小便之后，热随尿去，身体用这个方法本能地想把热留下来（阳热能量停留在身体里该待的地方就是正气，停在身体里不该待的地方就是邪气，不管是正气还是邪气，身体本能地想把其留下来，希望其转化成正气），其实这也是后天中气不足的表现，是一种收的方式，同时后背有短瞬发冷的感觉。

手足逆冷与津液虚及后天中气不足有关，在后天中气不足的情况下，稍有劳动，便会让本就不足的后天中气又往外散，便会出现身热口开气喘的情况，而前板齿燥是津液虚的表现。

在这种情况之下，如果还发汗，后天中气甚至先天中气也会虚（身体本来就虚的人），故恶寒甚，加温针，助内热，则发热甚（身体素好之人），数下之（指大便），则淋甚——小便涩痛。

《金匮要略》第二章第26条：太阳中热者，暍是也。汗出恶寒，身热而渴，白虎加人参汤主之。

白虎加人参汤方

知母（六两），石膏（一斤，碎），甘草（二两），粳米（六合），人参（三两）。以上五味，以水一斗，煮米熟汤成，去滓。温服一升，日三服。

从上条的分析可知，此条主要是肺—太阳膀胱经积蓄了太多的热，而后天中气又消耗的太多造成的，治疗时用石膏及知母把肺—太阳膀胱经里的热降下去，用粳米、甘草护胃，人参补后天中气及胃之虚，则胃的功能恢复，津液行，后天中气补上来（不用生姜、大枣的原因是一个是增热，一个是碍胃），则诸症消失，此条应是体壮之人。

14

湿邪致病的特点——如油入面

湿邪之为病，责之于脾。太阴脾属于三阴，三阴的功能主要是提供三阳经及生命活动所需要的能量（后天中气很重要的组成部分），从前面的分析可知脾的能量来源不光有自身的小冲气，而且还有肾和心及胃阳、心、肺的供给，当然应以自身的小冲气为主。

脾的主要功能是运化（以吸收为主）、升清降浊（升是肝与心的工作，以肝为主，降浊是胃的责任），而湿邪的特点重浊黏腻，正好对抗脾（其实是肝与心）的功能，如果脾的阳热能量（脾加肝及心）大于湿邪的所谓的负能量，那么脾不受病，反之，湿邪黏滞，如油入面，缠绵难愈，脾就会受病（以下就以脾受病代替上面的探讨）。

脾受病后则其运化、升清降浊的功能都会受到影响，那么它自然要向别人"伸手"，其可以向肾及胃阳借，但它们没有肝近，且临床上遇到过胃强脾弱及肾阳盛其脾却虚的情况。

其实临床上肝与脾的关系最密切，从前面的分析可知，肝是给脾提供阳热能量的，而且因其相距最近，所以脾受肝的惠顾最多，这与临床的表现相一致。

造成脾的阳热能量出现不足的情况：（一）是脾本身消耗过度，通常表现在过度饮食上，造成脾的负荷加重，从而脾阳出现赤字，

（二）是肝的疏泄过度，其过度并不是表现在支持脾上，通常是脾气急发泄过度造成的，这样一来，其支持脾的阳热能量就大打折扣，这也是造成脾阳不足的一个方面，即常说的肝乘脾，还有一种情况，即（三），是湿邪直中，此时并不是脾阳不足，而是湿邪太盛，对比一下才觉出脾的不足。当然还会有其他种情况，这里就不一一列举了。

当湿邪为病，脾阳运化不开后，从上面的分析可知，脾要向肝去借阳热能量，然后是胃、肾甚至心、肺，通常的情况只进行到胃那里。

因为发病，后天中气一定不足，脾向肝借也是支援后天中气，抗击湿邪。如果是（一）那种情况还有的借，如果是（二）那种情况就没得借了，转而向胃或肾及心肺借，如果都借不到，后天中气就更不足，这时较弱的湿邪都会发病，属（三）的情况最为激烈，后天中气较足旺，必定与外来的湿邪有很大的冲突。

当湿邪发病之后，后天中气虽不足，也要前来抗邪，如（一），肝阳较足，必前来抗邪，以参与到后天中气中的形式来与湿邪抗争，后天中气想把湿邪排出身体之外，此时的后天中气以肝的疏泄形式为主，较迅速，所以抗争较激烈，阳热能量把湿邪往外推，湿邪则尽力往里收，抗争的结果是湿邪被阳热能量推到身体的最外层，以发黄的形式出现，因阳热能量足，黄色明亮，治疗时不光去其湿，也要把上攻的火降下来，给后天中气留"地方"可继续抗邪，而后天中气的补充是用药时健脾实脾的结果，这样就能把湿邪抗击掉。

当出现（二）的情况，如果无处可借，人体处于较低位的状态，较弱的湿邪也能致病，因为脾、肝、胃、心的阳气都不是很足，甚至肾的阳气也不足，湿邪占据强势，如果这种情况持续时间较长，湿邪不仅困脾，它还会困住其他的脏器，包括肺，其实质是湿邪弥漫了整个人体，皮肤上也会出现黄的颜色，只不过是暗黄，治疗时应祛湿与补阳气并重。

而第三种情况最重，后天中气与湿邪都强大，抗争激烈，黄色鲜明，治疗应以茵陈蒿汤为主。

《金匮要略》第二章：太阳病，关节疼痛而烦，脉沉而细者，此名湿痹。湿痹之候，小便不利，大便反快，但当利其小便。

本条与前面论述的（二）条相似，（二）条是肝阳疏泄太过，最后导致肝阳消耗过度疏泄无源，所以小便不利，这与湿痹之候，小便不利，大便反快，但当利其小便相吻合。

如果是（一）的情况，那肝阳便会过来支援，但不会全力以赴，还会留下疏泄小便的能量，便不会出现小便不利，同样（三）也不符合。

从此条的治疗当利其小便可看出，主要矛盾在小便不利上，从《伤寒论》第71条可看出，其小便不利也是肝阳不足造成的，那么此条湿痹应与肝阳不足有关，肝主筋脉，而关节处正是筋脉聚集的地方，肝阳不足，其筋脉便少其阳气的照顾，当湿邪弥漫开来则其最受侵袭，所以会出现疼痛的现象，其烦是由于疼痛造成的。

此条的形成常常是脾气急的人肝阳消耗过度，对脾的阳气供应较差，而同时脾的阳气受寒邪或吃得较多等消耗太多有关，从而出现肝阳脾阳都较虚的现象，肝阳不足则导致往下疏泄不利，即小便不利，升清的功能也受到影响，脾阳不足则其吸收出现状况，脾阳不足不能让大便承接中气排下去，只有当水液积在肠道间太多，水又具备下趋的特性，才被动地下泻（此时脾应有一个收的功能，同样因为阳气不足不能实现）。而积在体内的湿邪在后天中气的不断"冲击"下，是要往外散的，但终究远远没有湿邪的能量大，故脉细而沉，所以治疗当用五苓散利其小便。

《金匮要略》第二章：湿家之为病，一身尽疼，发热，身色如熏黄也。

湿家是指久患湿病的人，临床上也有湿热长期共存的现象，却不显黄，通常是胃强脾弱，不在此条讨论的范畴。

现讨论此条的成因。从前面的分析可知，湿邪所致疾病常常伤害到脾，即太阴，太阴之为病，腹满而吐，食不下，自利益甚，时腹自痛，若下之，必胸下结硬。

从上条的湿痹可知，其是小便不利而出现关节痛烦，而此条则一身尽疼发热，身色如熏黄。此与（一）相仿，是平素脾消耗过度，造成湿邪为患，即湿家，当湿邪发展到一定程度后（有内湿的积累也可能有外湿的侵入，导致发病），虚弱的脾阳与之抗衡不了了，必定向肝去"借"，其实也是肝阳补充了后天中气，来共同抗击湿邪，当后天中气与湿邪抗击时，因不处于绝对的弱势，则相争的较激烈，湿气被后天中气"推"着往外弥漫，到了肺—膀胱经这里，以这里为主战场，因发病毕竟是后天中气不足，所以肺—膀胱经里的阳热能量从外面抗击湿邪以支援后天中气，湿邪是处于被夹击的状态，而肺—膀胱经那里的阳气就弱了下来，内外一对比，体外就显现出"寒"的特性，所以会出现恶寒的症状，与太阳表实证有相似的症状，时间一长便会发热，一身尽疼（其发热与疼与太阳表实证不是很一致，有湿邪的影子，其热不扬其疼绵长）。

此条的黄既不是明亮的黄也不是暗黄，而是处于中间的状态，熏黄。

《金匮要略》第二章：湿家，其人但头汗出，背强，欲得被覆向火。若下之早则哕，或胸满，小便不利，舌上如苔者，以丹田有热，胸上有寒，渴欲得饮而不能饮，则口燥烦也。

此条是湿家又外感寒邪，湿家，其人但头汗出，为什么但头汗出呢？这是因为外有寒邪侵犯了人体，人体要抗邪于外，后天中气必往上来之，从《伤寒论》中的分析可知，但头汗出是湿热（此热即后天中气）相争的结果，说明此湿家是内有热的，但其热还不能把湿气去掉。

湿家内有热，如转属阳明外邪解大便出现问题再下之也不迟，医者却产生错觉，下之，且是寒下之，因为湿家不能下之，再加上又有外感寒邪也不能下之，下之会伤及后天中气及津液，湿邪更重，也让外邪显得更重，则胸满（《伤寒论》第21条下之较重），伤及胃气则哕，让湿气浮散起来，更加弥漫，此时若有肝阳，则其要参与到后天中气中与湿邪抗争，则小便不利。

此时若舌上如苔者，是看着黄，像苔又不像苔的样子，是有湿有热的苔象，说明下的不太重（此种情况胸满不成立），但整体的趋势没变，胸上湿气弥漫即有寒，热并没有完全被下完，还留有一些，即丹田有热，因为下有热且津液虚欲饮水但胃虚不能纳水，则口一定燥烦了。

　　《金匮要略》第二章：湿家下之，额上汗出，微喘，小便利者死，若下利不止者亦死。

此条湿家与（二）相仿，是脾阳、肝阳都不足，后天中气相对较差，此时下之，后天中气更为不足了，容易出现生命危险，额上汗出，微喘，（伤寒论里有）是气脱于上，小便利者死，若下利不止者亦死，是气脱于下的表现。肝阳不足，在有湿邪的情况，本来不能疏泄小便，此时小便利是先天中气耗尽的表现，既没有肝阳的疏泄也没有肾阳的收的作用，大便利不止则是既没有脾的运化也没有肾阳的收，所以说愈后不佳。

　　《金匮要略》第二章：风湿相搏，一身尽疼痛，法当汗出而解，值天阴雨不止，医云此可发汗，汗之病不愈者，何也？盖发其汗，汗大出者，但风气去，湿气在，是故不愈也。若治风湿者，发其汗，但微微似欲出汗者，风湿俱去也。

此条风湿痛在遇到阴雨天会更重，这是阴雨天外部的湿气会加重，它们会附着在皮肤处，本来人体的后天中气及肝—胆经的阳热能量想把湿邪从身体里排出去，却想不到外面的湿邪又前来帮助内湿与之对抗，所以会显出后天中气等呈现弱势，邪气占了上风，则疼痛加重。

此时应该用发汗法，但如果用辛散的热性药发汗太过，大汗出，淋漓不止，伤及人体的阳气，即后天中气及津液，而湿邪重浊黏腻，还没等湿邪离开人体，人体的后天中气已严重匮乏了，再也无力把湿邪赶出体外，再加上外面的湿邪又来帮忙，则病必不除。

所以欲除湿气，必小汗，让人体的阳热能量慢慢地把湿邪往外推，即微微似欲出汗，这样既把湿邪去掉，且后天中气又不太虚，完全可以抵御外湿的浸扰。

《金匮要略》第二章：湿家病，身疼发热，面黄而喘，头痛，鼻塞而烦，其脉大，自能饮食，腹中和无病，病在头中寒湿，故鼻塞，内药鼻中则愈。

湿家病，身疼发热，与本章第2条相仿，是平素脾阳伤的较厉害的情况，脾与肺的关系较密切，即所说的脾是肺之母，故会出现喘证，而面黄应是熏黄。

而头痛，鼻塞而烦，其脉大，是现在的鼻炎症状，与肺之喘同是肺的病症，即本条所说病在头中寒湿，故鼻塞，内药鼻中则愈。而自能饮食，腹中和无病，似乎脾胃都没毛病，与前面的分析不符，此病重点应治脾，本条似不是仲景所言。

《金匮要略》第二章第7条：湿家身烦疼，可与麻黄加术汤发其汗为宜，慎不可以火攻之。

麻黄加术汤方

麻黄（三两，去节），桂枝（二两，去皮），甘草（一两，炙），杏仁（七十个，去皮尖），白术（四两）。以上五味，以水九升，先煮麻黄，减二升，去上沫，内诸药，煮取二升半，去滓。温服八合，覆取微似汗。

从前边第6条风湿相搏可知，当内素有湿邪外又受寒湿侵犯之后，可用发汗法，但要小发汗。

寒湿侵犯人体，身体里（肺—膀胱经）的阳热能量必定去抗邪，则会出现身烦疼等太阳表实证，治疗当然要抗寒湿，但身体里也有湿，而且要发小汗，那为什么用麻黄汤要加苍术？苍术是利尿药，且苍术有利于关节疼，它是去湿、解痹、利尿三种功能都具备，可以让内湿从小便走，内湿去，一来可让麻黄汤顺利地上去抗击寒邪，二来加强排小便，汗出就要少，即小汗法。

如果用火攻，一来发汗太多，不利于风湿的治疗，二来火会耗去后天中气，对抗击外邪更为不利。

《金匮要略》第二章：病者一身尽疼，发热，日晡所剧者，名风湿。此病伤于汗出当风，或久伤取冷所致也。可与麻黄杏仁薏苡甘草汤。

麻黄杏仁薏苡甘草汤方

麻黄（去节，半两，汤泡），甘草（一两，炙），薏苡仁（半两），杏仁（十个，去皮尖，炒），上剉麻豆大。每服四钱匕，水盏半，煮八分，去滓。温服，有微汗，避风。

此条与上条相仿，唯一不同的是上条为感受风寒湿，是风寒多湿少，湿也是偏寒湿，此条是偏热，所以用薏苡仁换桂枝，量用的都不多，且麻黄的用量偏少，第7条麻黄是三两，本条只半两。

病是伤于汗出当风，或者是久伤取冷，汗出当风，就是在汗出时被风吹到了。人的汗出，一方面是散热，另一方面是排泄废物。人的很多废物是从汗腺排出，汗出当风后，人的许多废物就瘀在皮肤里，就变成湿，是表湿，湿性流注，关节是经常会被侵袭的部位，从而引发关节痛。

方中用到薏苡仁，这个药治四肢拘挛痛，且是一个利尿药，同时还有解凝作用，如果这个湿在里头凝结的厉害的时候用它是最好的，这个药性寒，对风湿关节炎，偏于热，最合适。

《金匮要略》第二章：风湿，脉浮，身重，汗出，恶风者，防己黄芪汤主之。

防己黄芪汤方

防己（一两），甘草（半两，炒），白术（七钱半），黄芪（一两一分，去芦）。

上两条太阳表实，所以用到了麻黄剂，此条是表虚，汗出恶风，可用桂枝剂否？答案是否定的。而此条用的是防己黄芪汤，不过方中也是生姜四片，大枣一枚，甘草半两炒，用量上除了生姜比桂枝汤多一片，甘草少一两半，大枣少十一枚，这是大枣和甘草有助湿增壅的作用，所以虽然后天中气不足，补也要少补，全是内有湿邪的原因。

此条有湿的症状是风湿身重，既然内外都有湿又汗出恶风，首先就是去湿，此条用防己和白术，防己味辛苦性寒，泻湿热，白术有利尿健脾去湿的作用，而此表虚为什么不用桂枝与白芍？如果没有湿当然要用桂枝与白芍，但有湿以后，白芍性凉以收为主，不利于湿邪为患，而桂枝虽有助肝经疏泄的作用，但如果在肝经不虚的情况之下的湿为患，则不可用之，此条当属肝经不虚的情况，是本章湿篇（一）中的情形，而黄芪不仅对表虚有益，而且其还有利尿退湿的作用，所以对湿邪为患的表虚最有好处，其补表虚的作用就像把汗腺的眼掩小了，也就汗出的少也不恶风了。

几个药合用，既把内外的湿邪去掉，又把脾虚补好、表虚也补好了，则诸症去，病愈。

15

燥邪、火邪致病的特点——更像汗蒸

与暑邪外感致病特点不同的是，燥邪、火邪均可内感致病，如同汗蒸是通过对人内在身体代谢产生影响从而导致人体发汗，虽症状同有发汗，但机理并不相同。

> 《伤寒论》第6条：太阳病，发热而渴，不恶寒者，为温病。若发汗已，身灼热者，名风温。风温为病，脉阴阳俱浮、自汗出、身重、多眠睡、鼻息必鼾、语言难出；若被下者，小便不利、直视失溲；若被火者，微发黄色，剧则如惊痫，时瘛疭；若火熏之，一逆尚引日，再逆促命期。

太阳病，如果是表实，则脉浮紧，头项强痛而恶寒；如果是表虚，则汗出，恶风，发热，脉浮缓，而此条却发热而渴不恶寒，这说明身体内里的能量不但把外邪"消灭"掉了，而且还过度外泄。在消灭外邪的过程，外邪必与之抗争，所以先出现发热的症状，口渴因为后天中气补充能量的过程也是让"火气"上浮了，灼伤肺阴才出现的。这里称为温病，是指太阳病后过度外泄的表现，但不恶寒，说明其后天中气不虚，人的正气较足，虽外泄多，但不伤正，类似于阳明经病的初期（身热，汗自出，不恶寒，反恶热），但此条不是阳明经前来抗击外邪，而是肝经抗击外邪疏泄旺盛之前期，身体还没有出现虚象时的表现。

"若发汗已，身灼热者名风温"，是温病的进一步加重的结果，接下来的症状也印证了这一点。

"风温为病，脉阴阳俱浮、自汗出、身重、多眠睡、鼻息必鼾、语言难出。"阴阳脉俱浮，是说明整个身体呈外泄状态，故脉浮，自汗出也说明疏泄的情况，身重，说明身体的后天中气已出现不足（而不是温病中的不恶寒，中气没出现虚象），多眠睡，因为中气不足，所以想用多眠睡的方法来补充后天中气。

而鼻息必鼾、语言难出是阳热能量外泄冲击肺经所致，上面所列条文没有说不恶寒，其实这种情况虽身灼热，但已经有了恶寒的感觉。

上面的症状都是疏泄过度造成的，而肝主疏泄与风有相通的特性，故说此时的温病是风温。

若在此后天中气不足的情况之下下之，只会让中气更为不足，直视是无神的一种表现，是后天中气严重不足的体现。这时，后天中气更不足以去弥补肝气外泄太盛所造成的不足，肝气不足，疏泄无力，所以小便不利，若是肝气大伤，失去控制能力，也会出现失溲的情况（肝对溲既有散又有收的作用，主要功能以散为主，收为辅）。

如果在这时又被火所伤，疏泄又加强了一步，且火既消耗了后天中气，又增加了内热，胆经来不及把这些热及肝经的热降下来，故身现黄色，而惊痫瘛疭是肝木枯竭的表现。如果此时再一次火熏之，后天中气便呈枯竭之势（死证），先天中气又不能迅速补充上来，也就是"一逆尚引日，再逆促命期"了。

《伤寒论》第83条：咽喉干燥者，不可发汗。

发汗的方子所用的药物都具有辛温的性质，辛温善于往上走，往外散，必过咽喉，且容易伤阴，而咽喉干燥者，与肺、胃、肾阴虚有关，阴虚津液便不足，所以还是少用发汗的药为好。

《伤寒论》第84条：淋家，不可发汗，发汗必便血。

所谓"淋家"，就是久患淋病的人，小便短赤，淋漓不畅。下焦湿热居多，湿热内盛便阴伤。阴伤就有虚热，所以湿热、阴虚、虚热都可能存在。这种病人，虽然有外感，但也不能用纯辛温的方剂来发汗，容易伤阴助热，热迫血妄行，就有可能导致尿血的变证，所以淋家不可以单独的使用辛温发汗的方法。

《伤寒论》第86条：衄家，不可发汗，汗出必额上陷、脉急紧、直视不能眴，不得眠。

"衄家"，即经常流鼻血之人，气血便常不足且有虚热，这时若外感风寒，不可用辛温发汗助其虚热，如果那样不仅衄加重，且鼻腔上部即额部及周围（如眼部），也会出现不舒服的症状，表现为额头的皮肤弹性消失，两个眼窝深陷，这是亡阴脱水，亡阴失水的一种表现，脉则有拘急的现象，"直视不能眴"，两个眼睛瞪得圆圆的，不能够转眼，不能够眨眼，还会不得眠，这个眠通瞑，是闭目的意思，不得眠指的就是不能够闭目。这是和"直视不能眴"（眴是眨眼睛）相同的一个症状，都是发汗后，热邪上攻的表现。

《伤寒论》第87条：亡血家，不可发汗，发汗则寒栗而振。

"亡血家"，是指平素经常有出血病的人，这种病人，因为"气随血脱"，所以不仅血虚，气也虚，阳也虚，气血阴阳都虚，如果对这样的病人，误用了辛温发汗，则出现亡阳，如真武汤证的表现，如头眩身瞤动，振振欲擗地，此寒栗而振与之相似。

《伤寒论》第110条：太阳病二日，反躁，反熨其背而大汗出，大热入胃，胃中水竭，躁烦必发谵语；十余日振栗，自下利者，此为欲解也。故其汗从腰以下不得汗，欲小便不得，反呕欲失溲、足下恶风、大便鞕，小便当数，而反不数，及不多；大便已，头卓然而痛，其人足心必热，谷气下流故也。

从《伤寒论》第71条可知，太阳病，发汗后大汗出胃中干，烦躁不得眠，这是用药发汗，其汗出的偏多，而此条太阳病二日，反躁，后面接着说熨其背，可知是无汗。太阳病，无汗而烦躁，是阳明经前来抗邪，这种人先天阳明经较足旺，如果外邪不重的，很快能痊愈，这也从一个侧面说明，此太阳病的外邪较重，阳明经前来抗邪，正邪交争，所以会出现烦躁的症状，是太阳阳明并病，需用大青龙汤。

而其并没有用大青龙汤，而是熨其背而大汗出，背部是足太阳膀胱经及督脉经过的地方，两经以降为主，是身体的阳热能量供完身体使用后从这里把无用的热散出去（还有可用的热是要降下去）。而这里是人体的一个"高点"（另一个是头，且头比后背这里更是热聚集的地方），是阳气最容易升到的地方，阳气升到这里就要散出去（升的越多即开放的越多，便容易受到侵害），而寒邪最容易侵犯此处，让其热量散不出去，两相对立，就形成了太阳表实证。而大青龙汤就是帮助身体冲破寒邪，且把阳明经的热降下来，如果此时用拔火罐的方法倒是可行。其热刚好把寒中和一下（拔了出来），而吸力把汗孔扩大一些，有利于身体里的阳热能量往外冲，对抗击寒邪有很大的帮助。

而熨其背实在是不可取，这样会导致大汗出，因为熨导致的汗出相对于烫或烧会和缓一些，所以不是全身汗出，只在腰以上汗出为主。熨的温度通常较高，它是人为地制造了中暑现象，迫汗外泄，伤阳耗气，而熨的方法还把热传到里面去，而后背对应是心和肺，它不光会让胃中水竭，躁烦必发谵语，也会让心肺也会出现症状，而肺、心、胃是人体主降的三条经，这三条经络受到"伤害"，再加上后天中气在发汗的过程中也受到了很大的伤害，所以人体的整个循环都受到了很大的影响，可以用停滞来形容当前的状态。

因此肺—膀胱经、胆—肝的循环中的水液不能下降，虽然肝经主疏泄的功能还在，还想支持一下小便，小便当数，但小便没有来源之水，即反不数，及不多，也即欲小便不得。

因此时内里阳明经旺盛后会导致腑证出现，大便会硬或不通，火便上拥，人便会呕，但此时的后天中气较虚，在呕的过程中更显出后天中气的不足，其收的作用减退，故欲失溲。因循环停滞，后天中气不会把上面的热往下引，再加上本身风寒邪在外面，所以足下恶风。

由于这种人的先天中气及后天中气较为足旺，虽经熨大汗后，自身的恢复能力较强，待十日后振栗即后天中气恢复了，身体几条经络的循环也慢慢恢复了，这样，下降的水液进入大肠，则自下利，头卓然而痛，是一直拥挤在上面的热有了出去的路，痛也是轻松的痛，是卸掉包袱的那种快乐的痛。热到了下面故足心热。

《伤寒论》第111条：太阳病中风，以火劫发汗。邪风被火热，血气流溢，失其常度，两阳相熏灼，其身发黄。阳盛则欲衄，阴虚小便难。阴阳俱虚竭，身体则枯燥，但头汗出，剂颈而还。腹满、微喘、口干、咽烂，或不大便，久则谵语，甚者至哕、手足躁扰、捻衣摸床。小便利者，其人可治。

此种人是疏泄大于收敛之人，这与前条阳明经旺盛的情况又有所不同，这种人本身津液当虚，与《伤寒论》第6条有相似的地方。

此条以火劫发汗后，相当于风温的状态，增加了内里的热，而此条是疏泄大于收敛之人，肝气疏泄旺盛，而火有宣散的作用，所以血气流溢，失其常度。故在此过程中，后天中气严重不足，整个心—后天中气，肝—胆经及肺—膀胱经的循环都不能顺利进行，那么胆经来不及把肝经疏泄出去的热降下来，于是其身发黄。当这些阳热上攻之时，则会出现衄血的情况，因为宣散的过程中不光阳热往外散，还会把津液一并带到上面去，这样津液便会大伤，肝虽然还在疏泄，却因津液无源，而小便难。而在上则口干、咽烂、微喘，在下则不大便，大便不通，火热又上攻，久则谵语，而腹满是虚满，里面不是津液而是气。

因为阴阳冲气俱同时往上走，所以走到上面的阳热和津液在肝经的作用下还会有汗出的现象，但只局限于剂颈而还，只头汗出，所以下面的阴阳俱虚竭，津液竭则身体枯燥。

当此种情况发展到一定程度后，就会只出现哕，是胃气将绝的症状，而"手足躁扰、捻衣摸床"是肝脾将绝的表现。

如果小便利，则说明肝气及后天中气都得到了一定程度的恢复，其人便可治。

《伤寒论》第112条：伤寒脉浮，医以火迫劫之，亡阳，必惊狂，卧起不安者，桂枝去芍药加蜀漆牡蛎龙骨救逆汤主之。

桂枝去芍药加蜀漆牡蛎龙骨救逆汤方

桂枝三两，去皮，甘草二两，炙，生姜三两，切，大枣十二枚，擘，牡蛎五两，熬，蜀漆三两，洗，去腥，龙骨四两。上七味，以水一斗二升，先煮蜀漆，减二升；内诸药，煮取三升，去滓，温服一升。本云桂枝汤，今去芍药，加蜀漆牡蛎龙骨。

同样是以火迫出汗，虽然都出现在后天中气不足的情况之下，《伤寒论》第110条是阳明经较为旺盛，《伤寒论》第111条是肝经较虚，为心阳虚一些。

在心阳虚的基础上发汗过多后，又有桂枝甘草汤，桂枝甘草龙骨牡蛎汤及桂枝去芍药加蜀漆龙骨牡蛎救逆汤的区别。桂枝甘草汤伤得最重，桂枝甘草龙骨牡蛎汤伤得较轻，桂枝去芍药加蜀漆龙骨牡蛎救逆汤比桂枝甘草龙骨牡蛎汤重一些，且有痰饮的情况。

《伤寒论》第113条：形作伤寒，其脉不弦紧而弱。弱者必渴，被火必谵语。弱者发热、脉浮，解之当汗出愈。

本条与《伤寒论》第6及27条都有相似的地方，可参考一下，可用加减葳蕤汤。

《伤寒论》第114条：太阳病，以火熏之，不得汗，其人必躁；到经不解，必清血，名为火邪。

太阳病，以火熏之，大体都会出汗，这里不得汗，说明其人津液虚，不得汗则太阳表邪不解，而热却通过渗透的作用传于里，更耗其津液及后天中气，其人必躁，此躁与其津液虚和后天中气不足有直接的关系，到了六七日还不解的话，身体还要去抗击外邪，使后天中气更虚，可毕竟后天中气太虚，无力抗击外邪，抗击外邪无力，只得找与肺相为表里的大肠，用出血的方法达到治疗的目的，便血后外邪解，内里的热邪去，津液慢慢恢复，后天中气再慢慢聚拢。与《伤寒论》第111条有相似的地方。

《伤寒论》第115条：脉浮、热甚，而反灸之，此为实。实以虚治，因火而动，必咽燥、吐血。

此条与《伤寒论》第110条有相似的地方，脉浮有表邪，有表邪内里必启动阳热能量前来抗邪，而热甚也指内里有热，此时应去里热的同时再帮助阳热能量抗击外邪（去热可用石膏，抗击外邪可用发散的药）。而反灸之，是实证反而用了治疗虚证的治法。第110条是反熨其背而出大汗，所以出现的症状较重，此条只灸一部分，不会出现那么严重的情况，但灸进去的火热还是会上炎，从而出现咽燥、吐血等情况，而且会消耗后天中气。

> 《伤寒论》第116条：微数之脉，慎不可灸。因火为邪，则为烦逆；追虚逐实，血散脉中；火气虽微，内攻有力，焦骨伤筋，血难复也。脉浮，宜以汗解，用火灸之，邪无从出，因火而盛，病从腰以下，必重而痹，名火逆也。欲自解者，必当先烦，烦乃有汗而解。何以知之？脉浮，故知汗出解。

此条与《伤寒论》第6、第114条相仿。病从腰以下之前那段话的解释与第114条相似，这里略。现在分析病"从腰以下，必重而痹，名火逆也"。

艾灸之后不光火气上炎，出现咽燥吐血等情况，而且后天中气也受到了影响，从而导致肺—膀胱经及肝—胆经的循环都受到了影响。这样，胆经及膀胱经的阳热能量不能照顾下面，以至于腰以下的经络常常沉重而痹痛，这从患者在这时候常常想去按压这两条经络以缓解身体的不适可得到验证。这也是火逆的具体体现，火应该循环往复的，却不往下走，而是停留在上面，可称为火逆。

"欲自解者，必当先烦，烦乃有汗而解。何以知之？脉浮，故知汗出解。"欲自解者，必先恢复后天中气，从上面的分析可知，本条后天中气虽伤，但还剩下不少，可毕竟是后天中气不足，在恢复的过程中必烦，此烦应是在恢复过程中即后天中气在斡旋的过程中，有一种沉重即累的感觉，此烦应与累有关，而不光是上面的火导致的，这也是病将解之前的症状，斡旋进展顺利，则烦的感觉消退，后天中气把上面的热引下来补充后天中气，然后这些后天中气上去抗邪，于是出现脉浮既而汗出而解。

《伤寒论》第117条：烧针令其汗，针处被寒，核起而赤者，必发奔豚。气从少腹，上冲心者，灸其核上各一壮，与桂枝加桂汤，更加桂二两也。

桂枝加桂汤方

桂枝五两，去皮，芍药三两，生姜三两，切，甘草二两，炙，大枣十二枚，擘。上五味，以水七升，煮取三升，去滓，温服一升。本云桂枝汤，今加桂满五两。所以加桂者，以能泄奔豚气也。

从《伤寒论》第20条的分析可看出，因为没用到附子，所以此条烧针令其汗，虽然伤及阳气（心阳及后天中气），但并没有伤及先天中气，因此此方以桂枝汤中补后天中气的药为班底，即生姜三两，大枣十二枚，炙甘草三两，因为症状不现外感证，而是气从少腹上冲至心，便不用桂枝汤，但为什么在发奔豚后要用桂枝加桂汤？

从《伤寒论》第65条的分析可看出，其脐下悸欲作奔豚的原因是后天中气既少又受困于湿邪，想往上冲补心阳，却又冲不上来造成的。

从第64、65条的分析中知道，如果患者平时就心阳不足，那么汗多就伤了心阳，如果患者平时心脾都阳虚，那么汗出过多就会伤及心脾的阳气。

同理，患者以往就是疏泄大于收敛的人，心肝阳虚且后天中气较为不足，此时再汗出过多，则会出现后天中气及心肝的阳气更为不足的情况。而在此过程中，又受惊吓，惊吓对心阳损伤更为严重（烧针令其汗，针处被寒——指感染），但没伤到先天中气那个程度。

既然这样，用桂枝加补中气的药即可，即第21条桂枝去芍药汤。第21条是太阳病，下之后，脉促胸满者，虽然下之后后天中气伤得较为厉害，但外邪没解，对比的结果外邪显得较为厉害了，所以把芍药去掉，用桂枝直接抗击外邪，汗出而解。

此条现在的主要矛盾是后天中气较为不足，且心肝阳气受到伤害，心阳损伤最为严重，心阳便更需要补充，补充不到位，后天中气有心无力，便会有一股虚的气流往上冲，像开的空头支票一般，想"安慰"一下心阳，人便会出现奔豚的症状。

因为是在较短的时间内发生的上述症状，主要是后天中气来补，而后天中气的建设者中心肝都已不足，只有脾胃对后天中气的支持还维持着，通常疏泄大于收敛的人，肝对于脾的阳热能量的补充已显不足，所以脾的功能也见弱，如果胃气特别强的人，胃阳对后天中气的补充很及时到位，则心阳也会及时得到补充，便不会出现奔豚这个症状。

如果胃气也不甚强的话，在这种情形里便会有发生奔豚证的可能。当奔豚证发生后，医者用生姜三两，大枣十二枚，炙甘草三两补充后天中气，用桂枝补心阳、肝阳甚至是脾阳，现在看起来都已补充到位，可有一部分问题还没解决，那就是发汗及受到惊吓时，跟随后天中气上去的阳热能量，一部分是以汗的形式飞了出去，一部分以火的形式停留在人体的上部，这些火一定会让人不舒服（被寒），二来也消耗人的气力，所谓的壮火食气，所以可用白芍把停留在肺—膀胱经及胆经里的热引到下面去，来补充后天中气，这也是桂枝加桂汤中桂枝只比桂枝甘草汤的桂枝只多一两的原因。

而"灸其核上各一壮"，也是补心阳的一个方法，这样，灸加药共同把心阳不足的问题解决了。

《伤寒论》第118条：火逆下之，因烧针烦躁者；桂枝甘草龙骨牡蛎汤主之。

桂枝甘草龙骨牡蛎汤方

桂枝一两，去皮，甘草二两，炙，牡蛎二两，熬，龙骨二两。上四味，以水五升，煮取二升半，去滓，温服八合，日三服。

本条先火逆外不解，伤后天中气及心阳，又下之，再一次伤及后天中气，导致外邪更显重一些。从《伤寒论》第21条的分析可知，需用桂枝去芍药汤类的药，而本条因烧针（火逆）导致烦躁是心阳不足导致心神浮越和后天中气不足所致。因外邪一直存在（但不重，只要后天中气一恢复，外邪必解），所以本条与第21条一样，把芍药去掉，可本条却没有加生姜及大枣补后天中气，这是因为本条后天中气伤的不太多，且心阳也不是太虚，与桂枝甘草汤比，桂枝的量少了三两，所以只用龙骨、牡蛎把心神收拢回来即可，后天中气自可恢复。

16

少阳经发病的特点——忽冷忽热更年期也

16.1 小柴胡汤类

《伤寒论》第96条：伤寒五六日中风，往来寒热、胸胁苦满、嘿嘿不欲饮食、心烦喜呕，或胸中烦而不呕，或渴，或腹中痛，或胁下痞鞕，或心下悸、小便不利，或不渴、身有微热，或咳者，小柴胡汤主之。

小柴胡汤方

柴胡半斤，黄芩三两，人参三两，半夏半升，洗，甘草，炙，生姜各三两，切，大枣十二枚，擘。上七味，以水一斗二升，煮取六升，去滓，再煎取三升，温服一升。日三服。若胸中烦而不呕者，去半夏人参，加栝楼实一枚；若渴，去半夏，加人参，合前成四两半，栝楼根四两；若腹中痛者，去黄芩，加芍药三两；若胁下痞鞕，去大枣，加牡蛎四两；若心下悸，小便不利者，去黄芩，加茯苓四两；若不渴，外有微热者，去人参，加桂枝三两，温覆微汗愈；若咳者，去人参、大枣、生姜，加五味子半升，干姜二两。

现在看一看桂枝汤组成：桂枝三两，芍药三两，炙甘草二两，生姜三两，大枣十二枚擘。从它与小柴胡汤的组成可看出小柴胡汤补中气的药比桂枝汤还要多一些，换句话说在得小柴胡汤证的患者中，它的后天中气比桂枝汤的后天中气还要差。可除了补中气的药（炙甘草、生姜、大枣、人参）及往下降胃气的半夏，就只剩下柴胡和黄芩，柴胡性凉升散，黄芩苦降，整个方子没有收敛的药，这说明患者平时不是处于疏泄大于收敛的状态，后天中气相对足一些，发病时中气处于这么不足（比桂枝汤证还要差）的状态，与伤寒的时间相对长一些（伤寒五六日）或劳累使后天中气消耗太多有关，且与此类人平时易急，调动肝太多有关。

伤寒时，肺—膀胱经里阳热能量前去抗邪，后天中气在其后面做后盾，两相抗争的结果是肺—膀胱经里的阳热能量消耗殆尽，后天中气也大量消耗（外邪也消耗不少，但没完全消耗掉），此时患者已经处于较虚的状态，因其平时不是疏泄大于收敛的情况，患者不会出现汗出恶风的症状，但后天中气对汗腺的引力（参看《伤寒论》第20条的分析）也弱化不少，处于容易出汗的状态了。

再加上这时患者调动少阳经前来抗邪（每个人都有各走一经火的特点，脾气急之人往往会选择少阳经，上面也分析到了这种人平时易急，调动肝太多），而少阳胆经的特点与肝经一脉相承，它与人起急时是一样的，爆发性很强，但爆发之后便是低潮，要沉寂（后天中气消耗的更多）。爆发时就像冲锋，冲不出去又回来，但让人感觉到了热；或冲了出去，有时还会很多，此时表现的就是出汗，出汗的短暂时间里同样也觉出热，而且比没冲出去那种情况还要热得厉害一些，但汗出之后中气更虚，中气虚与汗消退的过程人都会有寒的感觉，于是人就会有忽冷忽热的的症状。

因胆经的阳热能量上提到太阳膀胱经这里来抗邪，所以胆经管辖的经脉阳气就不足，整个经络处于空虚的状态，寒则收，而经络的空间是一定的，收的过程就让患者出现受挤压的感觉，即胸胁苦满的症状。

因胆经的阳热能量上提，而胆经的阳热能量是肝经提供的，所以肝经对脾的阳气的供应就大为减少，类似于取消，所以会出现"或腹中痛"，这就是中医所说的"见肝之病，知肝传脾"。实脾是一方面，另一方面也可以补肝，用桂枝、生姜、大枣等，此时脾阳弱了一些，自然运化能力受到影响，所以会有不欲饮食的情况，而"嘿嘿"是精神抑郁心中不爽的表现，这是与肝藏魂，而肝阳受损有关。

在胆经的阳热能量上提的过程，也会让热气上冲，这样会上扰心神，所以人会烦或心悸。同理，这些上提的阳热能量也会犯胃，所以会时常作吐；而胸中烦而不呕的情况是上提的阳热能量没有侵犯胃，只是对心神有了影响；或渴是上提的阳热能量对肺造成了伤害，还会出现咳嗽的症状；而胁下痞硬，是和胸胁苦满是一个道理，小便不利是此时的肺—膀胱经的循环不畅，而肝—胆经主要精力上攻抗邪，也使其循环不畅，这些都影响了津液往下的运动，从而造成小便不利。

而通常情况，当疏泄旺盛时，人的小便往往会多，那是肝经还有往下疏泄的能量，本条发病急，肝经没有"时间和机会"往下疏泄。

"心下悸"是与此时后天中气较不足有关。"或不渴、身有微热"出现在少阳忽冷忽热的症状不是很重，有自愈的可能。

而煎药的方法有再煎，是把柴胡的升散和黄芩的苦降变得柔和一些，让柴胡的升散变成"凉风"、黄芩的苦降化成"雨水"，形成风调雨顺之势。这样，少阳经升到太阳膀胱里的热（这些阳热能量此时大多起不了抗邪的作用了，即使有抗邪的作用，也是收效甚微，而其反复无常的特性，更多的是起让人感觉到不舒服的副作用。这可能与患者平时肝经消耗太多导致送到肺—膀胱经里的能量不太充足有关。如果充足的话，其送到肺—膀胱经里的能量也就不会爆发力太强，形成忽冷忽热的症状，而是缓慢地推进从而战胜外邪）让柴胡和黄芩给撤下来，并给炙甘草、生姜、大枣、人参这些补益后天中气的药的上补留下通道，在此条里，这些能量的到来才是真正抗邪的主力军，这些阳热能量帮助太阳膀胱—肺经以汗的形式把外邪拒之门外。

如果是中风引起的上述症状，小柴胡汤中把黄芩换成白芍为宜，因为其后天中气可能更虚，是以疏泄大于收敛的情况出现的。

病例分析

2016-7-18　王某某　女7岁

咳嗽一周，吃过肺立咳，平素便秘，左脉浮细有弦象，不思饮食，有时忽冷有时忽热，右反关浮细弦，舌红苔白腻一些。

柴胡6克，半夏6克，炙甘草6克，黄芩8克，大枣8个，生姜2片，人参3克，石膏15克，杏仁10克，瓜蒌10克，神曲6克，莲子18克。

2016-7-25

药后大便可，还是不思饮食。

柴胡6克，黄芩8克，白芍18克，半夏6克，生姜2片，枳实6克，大枣12个，石膏15克，大黄6克后下，豆豉10克，痊愈。

《伤寒论》第97条：血弱气尽，腠理开，邪气因入，与正气相搏，结于胁下。正邪分争，往来寒热，休作有时，嘿嘿不欲饮食，脏腑相连，其痛必下，邪高痛下，故使呕也，小柴胡汤主之。服柴胡汤已，渴者，属阳明；以法治之。

"血弱气尽，腠理开，邪气因入，与正气相搏，结于胁下"，说的是少阳病出现的情况，因中医是以皮肤立论，结于胁下是少阳经的阳热能量前去抗邪导致胁下阳气不足造成的。于是出现了"正邪分争，往来寒热，休作有时，嘿嘿不欲饮食，脏腑相连"等症状。而"其痛必下，邪高痛下中"的下和高不是指的解剖学上的部位，而是指的在五行相克的次序中，克我者为高，我克者为下，在这里木为高，土为下，也即前面所讲的在肝阳和胆经的阳热能量上提的过程中，热气上冲犯胃，所以会时常作吐。

"服柴胡汤已，渴者，属阳明；以法治之"，是指服柴胡汤后，病转阳明，但阳明有阳明经证的白虎汤治法，有阳明腑的承气汤治法，要根据具体的病情决定治法。

《伤寒论》第99条：伤寒四五日，身热、恶风、颈项强、胁下满、手足温而渴者，小柴胡汤主之。

伤寒四五日时，身热、恶风是太阳经经气不利的症状，胁下满是少阳经受邪的情况，手足温而渴是阳明经出现病症的表现，而颈项强也是太阳、少阳、阳明三阳都受到邪气侵扰的表现。且并没突出少阳经的症状更重，可为什么用小柴胡汤而不用麻黄汤或白虎汤呢？

因为麻黄汤增热，况且本条还有手足温而渴的症状，说明身体已经起动阳明经前来抗邪，阳明胃经是人体的另外一大热源，它的作用是向下沉降的，而当它反过头前来抗邪，给人的感觉是浩浩荡荡，此条如果再等几日，外邪有可能很快就痊愈，阳明胃经的阳热能量足以抗击此外邪（但这些阳热能量对肺经也会造成伤害），再用白虎汤完功也不迟。

不过在此时，完全可以用小柴胡汤来治疗，让柴胡和黄芩把太阳经里的阳热能量（包括太阳经本身的及少阳经上提的）以"刮风下雨"的形式降到下面去，让炙甘草、生姜、大枣、人参前来抗击外邪，既然小柴胡汤已解决了问题，那么就不需要阳明胃经前来帮忙，那只得把阳明胃经带来的副作用降到最低，让石膏把阳明胃的热量降一降，便可大功告成。所以此种情况可用小柴胡汤加石膏来治疗。

　　《伤寒论》第100条：伤寒，阳脉涩，阴脉弦，法当腹中急痛，先与小建中汤；不差者，小柴胡汤主之。

　　《伤寒论》第101条：伤寒中风，有柴胡证，但见一证便是，不必悉具。凡柴胡汤病证而下之，若柴胡证不罢者，复与柴胡汤，必蒸蒸而振，却复发热，汗出而解。

　　本条所说的柴胡证，是指在伤寒中风等外邪侵犯人体后，太阳经抗邪不利，少阳经前来抗邪，少阳经抗邪的特点是暴发性很强，但暴发之后便是低潮，从而出现忽冷忽热的情况，所以此处"但见一证便是"，应指的是忽冷忽热的症状，这一症状是少阳经前去抗邪的体现，此处的"不必悉具"指的是一般情况。而像第98条，此条虽有小柴胡汤证其他的症状，但它并不具备忽冷忽热这一条，其少阳经的症状都是由其他的原因（水邪壅滞影响了少阳经及肝经的经脉）导致的，并不是少阳经前去抗击外邪造成的。

　　柴胡汤证不能用下法，若下之后，柴胡汤证还有，即还具备了少阳经腑气机不利的病机，这也是反过来解释有是证就用是方，继续用小柴胡汤，可毕竟下法对后天中气损伤很大，导致外邪的邪气要远远大于内里的正气，因为没有超过一定的限度，病机还是小柴胡汤证的症状，即少阳经抗邪还成立，还有忽冷忽热的症状，所以还用小柴胡汤。

　　如果还用原方，因为后天中气伤得太重，用原方补后天中气不够，所以会出现"蒸蒸而振，却复发热，汗出而解"的情况，这是人体强行调动阳明胃的结果，让其帮助抗邪，在极短时间内调动阳明胃，让其帮助少阳经把外邪消灭掉，同时也让这些多余且"恰到好处"的阳热能量冲出人体，化成汗。

所以在治疗时，补后天中气的药要多加一些，那么就不会有蒸蒸而振却复发热那么大的反应了。

《伤寒论》第144条：妇人中风，七八日续得寒热，发作有时，经水适断者，此为热入血室，其血必结，故使如疟状，发作有时，小柴胡汤主之。

中风七八日，说明此时的外邪应不甚猛（正与邪都消耗了不少），后天中气已虚，续得寒热，可推出这是少阳经的阳热能量前来抗邪。此时经水适断，有两种情况，一种是中风时例假已经来了，另外一种就是中风后例假才来。

第一种情况，在来例假后，机体处于疏泄相对旺盛的状态，所以后天中气就要虚一些，便招致外邪侵犯，也就是所说的"引邪入内"；如果是第二种情况，说明机体正气相对来说充足，在外感邪气的情况下，例假还可以来，来完之后又适断，看来第一种情况符合此条的情况。

经水适断的原因是由于疏泄月经的能量被调到上面抗邪去了，没有能量供给往下疏泄之用，故适断。此条说是热入血室，更确切的是热出血室，寒则凝，则其血必结，此条又接着说，故使如疟状，发作有时，少阳经前去抗邪时会有寒热往来的症状，后天中气相对要虚一些（和太阳表实证比起来），而在来例假时，后天中气更虚一些了，则寒热往来的症状加重，故如疟状，这种情况主要由小柴胡汤来治疗。

《伤寒论》第143条：妇人中风，发热恶寒，经水适来，得之七八日，热除而脉迟。身凉、胸胁下满，如结胸状，谵语者，此为热入血室也，当刺期门，随其实而取之。

中风、伤寒发热，阳热能量前去抗邪，这时经水适来，说明身体还有能力参与经水适来的工作，正气不处于弱势。而经水适来的工作主要是由肝经的疏泄来完成，这样它对后天中气的贡献就少了许多，后天中气便主要由脾、胃、心、肺（但不是说肺与心直接参与抗邪）来参与建设，且此时的后天中气对太阳膀胱经的支持较充分，还能与外面的邪气抗衡，说明脾、胃、心、肺的功能较强势。如果经水不来的话，相持几日必可自愈（此时的来例假与刺血不一样，如果是以少阳经抗邪为主，这时来例假外邪会好得快一些，所以这里来例假后病没有痊愈）。

得之七八日，正气和邪气消耗得都不少，热除而脉迟，说明机体抗邪的工作完成得不错，外邪基本被消灭。这时却出现了身凉、胸胁满，如结胸状，谵语，说明本条在抗击外邪的过程中，肝经还是参与了进来，不是光由脾、胃、心、肺组成的后天中气来抗击的，但还是没有完全抗击掉外邪。这样经水可能还会断，肝经不再"照顾"经水的问题，而是反过头来参战，于是出现了少阳经脉虚的情况，此种情况不是热入血室。这样，肝经的经络之处便出现满如结胸状，在肝经的阳热能量上冲过猛之时还会有谵语的情况出现，这都是热出血室造成的，故可刺期门。

> 《伤寒论》第145条：妇人伤寒，发热，经水适来，昼日明了，暮则谵语，如见鬼状者，此为热入血室，无犯胃气及上二焦，必自愈。

《伤寒论》第144条中第二种情况就是此条的情况，且不是中风，而是伤寒发热。伤寒发热，阳热能量前去抗邪，这时经水适来，说明身体还有能力参与经水适来的工作，正气不处于弱势。而经水适来的工作主要是由肝经的疏泄来完成，这样它对后天中气的贡献就少了许多，后天中气便主要由脾、胃、心来参与建设（但不是说胃与心直接参与抗邪），且此时的后天中气对太阳膀胱经的支持较充分，还能与外面的邪气抗衡，说明脾、胃、心的功能较强势，如果经水不来的话，相持几日就可自愈（此时的来例假与刺血不一样，如果是以少阳经抗邪为主，这时来例假外邪会好得快一些）。

昼日自然界的阳气旺盛，自然界会对人体的阳气有一个支持的作用，还有抗邪而愈的可能。到了晚上，自然界的阳气弱了，人体阳经的阳热能量也弱了，而邪气在暮之后（其实从申时就开始）却有加强趋势。

两相一对比，人体的阳热能量弱于外邪能量。于是太阳膀胱经首先会向少阳经（大体是此种人的脾气急，如果不急的话，向阳明经求助会更好）求助，所以，肝经会放下手里的活前来帮忙，在肝经的阳热能量上冲之时便有谵语出现，此谵语与阳明腑实证的谵语不一样（程度要轻一些），因肝主魂，故在其上冲之时，也是肝经最为虚弱之时，故有如见鬼状的表现。此种情况与阳明腑实证的谵语及心包热盛导致的谵语都有所不同，即无犯胃气及上二焦，如果不治的话，因其后天中气较盛，等月经一过，自可慢慢痊愈。

如果治疗的话，与《伤寒论》第142条相仿——即刺期门。

《伤寒论》第229条：阳明病，发潮热、大便溏、小便自可、胸胁满不去者，与小柴胡汤。

阳明病，进入到发潮热的阶段，将会出现阳明腑实的症状，而接下来却是"大便溏、小便自可"，不见腑实的踪影。而却出现"胸胁满不去者"少阳经的症状，这说明此阳明经发病的过程中，少阳经也参与了抗邪，是太阳经传经于少阳及阳明，从所出现的大便溏，可反推此阳明经不是十分强壮，不足以抗邪于外，所以少阳经也参与了进来，于是便出现了少阳的症状。

现在既然有少阳经病又有阳明经的潮热症状，就是少阳阳明合病，因为还有大便溏，而小柴胡汤中的人参、生姜、大枣、炙甘草正好补后天中气，对大便很有好处，而对于潮热却没有腑实证的情况，可以小柴胡加石膏则又可去潮热，便可把两者的病都医好。

《伤寒论》第231条：阳明中风，脉弦浮大，而短气，腹都满，胁下及心痛，久按之气不通，鼻干，不得汗，嗜卧，一身及目悉黄，小便难，有潮热，时时哕，耳前后肿，刺之小差，外不解，病过十日，脉续浮者，与小柴胡汤。

此条与《伤寒论》第221条相仿，也说的是三阳合病，第221条是阳明经证占主要的症状，而此条三阳的症状几乎是平分，脉象中，弦是少阳，浮是太阳，大是阳明，症状中阳明有鼻干、有潮热、时时哕、短气，腹都满，少阳有胁下及心痛耳前后肿，一身及目悉黄，小便难，太阳有不得汗，便知道此条是三阳合病而又并发黄疸。

从第221条分析可知阳明经阳热能量旺盛时，若自汗出，白虎汤主之，所以从此条可知，太阳经不能抗邪于外，而少阳经和阳明经同样没有这个能力，于是就出现三者都不能抗邪于外，而导致的症状都出现了，且以少阳经和阳明经的症状为重。

本条的治法是刺之小差，先刺，从下面的治疗中可知，阳明经的症状在刺之后有所缓解，于是用小柴胡汤。本条的意见是小柴胡加石膏汤治疗。

16.2　少阳经其他类别的特点

《伤寒论》第98条：得病六七日，脉迟浮弱、恶风寒、手足温，医二三下之，不能食而胁下满痛，面目及身黄，颈项强，小便难者，与柴胡汤，后必下重。本渴饮水而呕者，柴胡汤不中与也，食谷者哕。

本渴饮水而呕者，是水逆证，五苓散主治，从第71、74条的分析可知，水逆的主要原因是小便不利，而小便不利是与脾、肝有直接关系的，而矛盾主要点集中在肝，肝主疏泄，肝气不足疏泄无力，所以导致小便不利；肝气不足，对脾阳的供应出现问题，所以导致脾阳不足，脾阳虚之后其升清降浊的功能减弱，从而导致脾湿的情况发生。

再往前推一下，不但有小便难，还有不能食而胁下满痛，面目及身黄，颈项强等。刚才已经说了小便难主要与肝经有关，而胁下满痛、颈项强与肝胆经也很有关系，而小便不利与脾阳不足导致脾虚湿盛也有关系，面目及身黄正好与其对应，而脾阳不足运化无力，升清降浊不能很好进行，也可间接地导致不能食，而其主要的原因是胃阳不足。

接着再往前推一下，找到了答案，在"得病六七日，脉迟浮弱、恶风寒、手足温"的情况下，医二三下之，对胃阳对后天中气都是一个很大的伤害。

从第71、74条的解释中得知，此类患者是太阳表虚证，平时疏泄大于收敛的人才容易得此证，所以得病六七日后，脉迟浮弱，都是后天中气不足的表现。恶风寒，一是外邪没有解，二来在后天中气不足的情况下，患者容易怕风寒，而手足温说明里有热，但是里热不重，与后面的第187条系在太阴相似，系在太阴是里有湿，而本条后半段明确说到了湿的症状，是既有热又有湿的表现。但经过二三下之，则以寒湿为主，面目及身黄。

此条一再说到柴胡汤不能用，经过二三下之，后天中气更为不足，所以会出现后必下重（也是正气不足的表现，但其还有热"手足温"，否则其不会二三下之，后必下重是由于热邪往上走的原因）及食谷者哕（中阳更为不足，毕竟小柴胡汤是以去热为主）而胁下满痛等肝胆经的症状也是虚寒的表现，是由于下边的小便不通，造成水湿都壅堵在中部这里造成的。

所以综合考虑，本条应用茵陈五苓散为宜，既去黄又治水逆，还治表未解。

《伤寒论》第103条：太阳病，过经十余日，反二三下之，后四、五日，柴胡证仍在者，先与小柴胡。呕不止、心下急（一云呕止小安。），郁郁微烦者，为未解也，与大柴胡汤，下之则愈。

大柴胡汤方

柴胡半斤，黄芩三两，芍药三两，半夏半升，洗，生姜五两，切，枳实四枚，炙，大枣十二枚，擘。上七味，以水一斗二升，煮取六升，去滓再煎，温服一升，日三服。一方加大黄二两，若不加，恐不为大柴胡汤。

太阳病在四五日时出现了少阳证，本该用小柴胡汤，可医者却反二三下之，后四五日，柴胡证仍在者，如第101条，可接下来发生的却与第101条不一样。

第101条中是强行调动阳明经，所以会出现必蒸蒸而振，却复发热，汗出而解的情况。而此条先与小柴胡，没有提及蒸蒸而振，却复发热，汗出而解等情况，按说二三下之，比第101条下的更重一些，用小柴胡汤后却没有出现那么"强烈"的反应，那说明此类患者没有强行调动阳明胃，可它的能量是从哪里来的呢？从后面所用大柴胡中的药可知，是阳明经较强盛且主动参与了抗邪，也提供了能量。这也是反二、三下之没有让人更虚的原因所在（方中没有用炙甘草，说明后天中气不是太虚，是阳明经参与抗邪的另外的佐证）。

阳明经的阳热能量主动前来帮助抗邪，且阳明经的热量是很强大的，经热帮着抗邪，但热往上反容易出现呕不止的情况，腑热又变成了另外的内邪，腑实证出现后，大便不畅一来腑热往上反，再加上先与小柴胡，小柴胡中有人参、炙甘草会让内热更重，于是会出现呕不止、心下急（就是心下这块痞塞不通，其实是与下面的腑不通有关），郁郁微烦者等症，所以应在"先与小柴胡"时不用小柴胡汤，毕竟此时阳明经已经参与了抗邪，也会出现呕不止的副作用，也会有阳明经腑实证出现，还有少阳的症状，正好可用大柴胡汤，把少阳证、阳明证都解除了。

而在先与小柴胡再用大柴胡似有不妥，小柴胡汤把少阳经的症状解除了，又带来很多副作用，似乎更应在此时用承气汤类（腑实证出现的情况，如果是阳明经证出现的情况，可用白虎汤），而不是大柴胡汤。所以大柴胡汤是治少阳阳明并病的方子。

所以此方应为，太阳病，过经十余日，反二三下之，后四五日，柴胡证仍在者，又呕不止、心下急（一云呕止小安），郁郁微烦者，为未解也，与大柴胡汤，下之则愈。

《伤寒论》第104条：伤寒十三日不解，胸胁满而呕，日晡所发潮热，已而微利。此本柴胡证，下之以不得利；今反利者，知医以丸药下之，此非其治也，潮热者，实也。先宜服小柴胡汤以解外，后以柴胡加芒硝汤主之。

柴胡加芒硝汤方

柴胡二两十六铢，黄芩一两，人参一两，甘草一两，炙，生姜一两，切，半夏二十铢（本云，五枚，洗），大枣四枚，擘，芒硝二两。上八味，以水四升，煮取二升，去滓，内芒硝，更煮微沸，分温再服；不解更作。

"伤寒十三日不解，胸胁满而呕，日晡所发潮热"，这是少阳和阳明经同时有病，为大柴胡汤证，如用大柴胡汤便可把病症去掉既去少阳经邪又会下之以不得利。

可医者却用巴豆热性下之，所以导致已而微利，下之必伤后天中气（巴豆伤的差一些），而巴豆又会把热邪停留在体内，而胸胁满而呕，日晡所发潮热还在，但比第103条的后天中气要虚，现在治疗是既要把少阳经的邪气去掉，又要补后天中气，而且还要把阳明经的热去掉。

因其还在微利，所以不用大黄，所以大柴胡汤不适宜了，要用小柴胡汤，既去少阳经邪又补后天中气，同时整个方剂又去热，不会助阳明经热，现在主要去潮热，而芒硝是去潮热最好的药。

这里的柴胡加芒硝用法很有讲究，先把小柴胡汤按原方剂量煎出来，分成三份，先吃前两份，最后那份内芒硝，便把所有的症状都解除了。

《伤寒论》第107条：伤寒八九日，下之，胸满、烦惊、小便不利、谵语、一身尽重，不可转侧者，柴胡加龙骨牡蛎汤主之。

柴胡加龙骨牡蛎汤方

柴胡四两，龙骨，黄芩，生姜，切，铅丹，人参，桂枝去皮，茯苓各一两半，半夏二合半，洗，大黄二两，牡蛎一两半，熬，大枣六枚，擘。上十二味，以水八升，煮取四升，内大黄，切如棋子，更煮一两沸，去滓，温服一升。本云柴胡汤，今加龙骨等。

从第103条分析可知，大柴胡汤证有阳明经前来抗邪，其实大柴胡汤是少阳阳明并病治疗的一个处方，从本条的症状及用药可知，阳明经也参与抗邪，此条也是少阳阳明并病的治疗方法，但本条与大柴胡汤有所区别，侧重点不同，大柴胡汤的少阳经更"实"一些，所以柴胡用量大，黄芩用量也大，少阳经实，也推测出肝经也实，当少阳经前去抗邪时，其实是肝经提供的"粮草"更充足一些，所以上攻的"火"也随着大一些。

而柴胡加龙骨牡蛎汤中柴胡和黄芩的用量都少了一些，却加了桂枝1两半，桂枝主要是补肝阳的，这说明肝的"弹药"不充足，况且柴胡还要升散一些，只得用桂枝来补，本来就小便不利，缺少疏泄的资本，这也印证了肝经虚的一面，而症状中胸满、烦惊也是肝经虚的体现，肝胆经的毛病一般是两胁胀满，不会涉及胸满，这是因为此条是在肝经虚的情况之下下之，便显得下得较重，因而虚满的症状"扩散"到了上部，这都是本条用到桂枝的原因。

而本条还比大柴胡多人参一两半，又加上用到了补后天中气的药，但量比大柴胡少，这与一身尽重不可转侧有关，这个症状是少阳经有病且有湿气，有湿气后，虽然后天中气虚，但也要少补，其可增壅滞，而茯苓可化湿，并且与牡蛎、龙骨、铅丹能镇静安神，治烦惊谵语。

《伤寒论》第146条：伤寒六七日，发热、微恶寒、肢节烦痛、微呕、心下支结、外证未去者，柴胡桂枝汤主之。

柴胡桂枝汤方

黄芩一两半，人参一两半，甘草一两，炙，半夏二合半，洗，芍药一两半，大枣六枚，擘，生姜一两半，切，柴胡四两，桂枝一两半，去皮。上九味，以水七升，煮取三升，去滓，温服一升。本云人参汤，作如桂枝法，加半夏、柴胡、黄芩，复如柴胡法。今用人参作半剂。

从药方的组成可以方测证，此证是少阳证和太阳表虚证并病的一组疾病，而其症状也有太阳表虚证和少阳证〔只是发热微恶寒（就是恶风）的寒字改为风更为准确，恶风者必恶寒〕，太阳中风表虚证的患者，平时机体是处于疏泄大于收敛的状态，当外邪（一般是风邪，如果是寒邪，就不会用到桂枝汤了，可能用到小青龙汤）侵犯时，人体自然会调动后天中气前来抗邪，而这种患者的后天中气本就不足，再加上患者是脾气急之人（疏泄大于收敛的患者往往是属于这种情况的），那么只能强行让胆经上调阳热能量前来抗邪（肝胆的经络就处于虚的状态，便出现各种症状，如心下支结等），上调上来的阳热能量进入太阳膀胱经里前来抗邪，因肝胆经具有迅捷的特点，它与外之风邪抗争之时，它会在肢节上（肢节处往往是筋及肌腱附着的地方，而肝主筋）留下抗争的足迹——烦痛，是指在极短时间内产生的剧痛，呈放射性。

如果没有肢节烦痛这个症状，虽然外症未去，也可只用小柴胡汤，现在有了这个症状，还有太阳表虚的表现，便可合桂枝汤，达到通经络止疼痛的作用。

服法上本条未注明去渣再煮，是本着主症是肢节烦痛为主，以通经止痛为主，在笔者看来，还是以去渣再煮为好，本条毕竟是伤寒六七日了，外邪已大为减轻，祛邪不是主要矛盾，柴胡的外散对抗邪没有好处，反而让人体更虚一些，如果去渣再煮，可规避其外散力，加强黄芩的引邪向下的作用。而同时也让桂枝的作用不是主要往外，而是强化了和白芍一起通经络的作用，而抗邪的作用则交给了人参、大枣、生姜和炙甘草了。

用量上如果疼痛剧烈，桂枝汤的量可不减，如果不是太剧烈，可减半，而小柴胡汤应以原剂量为好。

《伤寒论》第147条：伤寒五六日，已发汗而复下之，胸胁满，微结、小便不利、渴而不呕、但头汗出、往来寒热、心烦者，此为未解也，柴胡桂枝干姜汤主之。

柴胡桂枝干姜汤方

柴胡半斤，桂枝三两，去皮，干姜二两，栝楼根四两，黄芩三两，牡蛎二两，熬，甘草二两，炙。上七味，以水一斗二升，煮取六升，去滓，再煎取三升，温服一升，日三服。初服微烦，复服汗出便愈。

伤寒五六日，一般是邪传少阳，此时的外邪和内里的正气都显不足，又已发汗而复下之，既伤后天中气又伤津液，一下子让外邪明显更重了一些，肝经更要拼命地前去抗邪，于是少阳经的症状也会加重，胸胁满微结的症状比胸胁苦满要重，小便不利是肝经疏泄于上不顾于下的表现，也与发汗复下之导致外邪显重且伤后天中气较重有关。

此时再以方测证，方中有桂枝三两，干姜二两，在此方中桂枝主要补肝阳，干姜主要补脾阳，这说明这患者不仅是少阳经的病，而且平时处于肝阳、脾阳都弱的情形，这时中部就处于脾虚湿盛的情况，接下来的"渴而不呕"中的渴是由于肝气上冲伤肺造成的，不呕是上冲的热对胃没造成伤害，且脾胃处于虚弱状态，但头汗出都与少阳经病又中部湿邪为患者有关。

所以此种情况是少阳经病加上中部湿邪较重产生的症状。

病例分析

2017-2-3　薛某某　男50岁　香河

脚肿，先吃金匮肾气四个月，又吃了三个月知柏地黄丸、大补阴丸。手脚冰凉，左尺弦细稍有力，寸次之关沉取空，喝完大酒脚肿得厉害，右尺稍有力，寸次之关又次之。舌体大，舌红苔白腻润，胃怕凉。特别爱上火。素常喝大酒。

醋柴胡9克，桂枝6克，干姜6克，炙甘草10克，黄芩12克，牡蛎40克，天花粉12克，白术30克，白芍40克，土鳖虫15克，黄芪12克，栀子20克，乌梅18克。

历时两个半月肿消，中间喝过一次酒，只三两，脚就肿起来了。

《金匮要略》第八章：奔豚，气上冲胸，腹痛，往来寒热，奔豚汤主之。

奔豚汤方

甘草，川芎，当归（各二两），半夏（四两），黄芩（二两），生葛（五两），芍药（二两），生姜（四两），甘李根白皮（一升）。上九味，以水二斗，煮取五升。温服一升，日三、夜一服。

此条与脏躁证甘麦大枣汤有相似的地方，此种病人也是生闷气的人占比多，是长时间的肝郁造成的。肝的主要功能是疏泄，长期得不到疏泄会导致肝阳郁结，即所谓的肝郁化火。

当郁积到一定程度时，受到惊恐等刺激，便会发病，即气上冲胸，而腹痛是肝阳郁在那里不能补脾阳造成的。

此种作用不似发怒之人上冲头及巅顶（主动的），因其是受刺激后被动使然，只冲到咽喉部，因较突然，症状来的较重，有时会烦躁欲死。

从所用方子可知，当归及川芎用黑豆等替代更好。

17

阳明经病证的特点——似浩浩荡荡的洞庭水

17.1　阳明经总证

《伤寒论》第180条：阳明之为病，胃家实是也。

阳明病之成因，是阳明经前来抗邪所出现的一系列的症状，包括经热及腑实，其实都是邪气盛的表现。

阳明病是里阳证，就是病邪充斥于胃的这么一种病，实与热都为阳，所以叫阳明病。阳明病就是胃家实，太阳阳明也好，少阳阳明也好，都得有胃家实。

分为经证：发热自汗、不恶寒、但恶热、口渴、心烦；腑证：腹满便闭、谵语潮热、手足漐然汗出等，胃家实包括了无形之邪与有形之燥结。

《伤寒论》第181条：问曰：何缘得阳明病？答曰：太阳病，若发汗、若下、若利小便，此亡津液，胃中干燥，因转属阳明，不更衣，内实大便难者，此名阳明也。

在何缘得阳明病上，本条列举了太阳病治疗后出现亡津液，胃中干燥的症状，因转属阳明，不免牵强。阳明病的成因，内因是主要的，如果患者阳明经不够强大的话，不管出现何种情况，都不能激发阳明经前去抗击外邪，那么阳明经主要发挥其主降的功能，所以阳明经强大是其主要原因，其二，如本条，在太阳病时，刺激它去抗邪才会出现阳明病。

而本条在太阳病出现"若发汗、若下、若利小便，此亡津液，胃中干燥"，只是其中的一种情况而已。

《伤寒论》第182条：问曰：阳明病外证云何？答曰：身热、汗自出、不恶寒，反恶热也。

阳明病是阳明经在受到外邪等影响之时，不再主降，而是反升的结果，其实也是另外一种疏泄，且疏泄旺盛，类似于心经的宣散，但比心经的阳气还要洪大。所以它的外证会蒸蒸而作，就像用锅蒸东西，那就是身热汗自出，不恶寒，外面的寒气早就被"蒸"（此蒸比桂枝汤证却用麻黄汤发汗要"细致"，结果就是外面的寒邪能被除掉，而桂枝汤证却误用麻黄汤，导致外面的邪气除不掉，却让正气虚了）走了。患者本人就只感觉到热了。在里就是胃家实，但会根据阳明胃经的强盛程度表现不同的症状。

《伤寒论》第184条：问曰：恶寒何故自罢？答曰：阳明居中，主土也。万物所归，无所复传。始虽恶寒，二日自止，此为阳明病也。

此条的阳明是指足阳明胃，胃的阳气与肾的阳气是人体两大阳气，一个称之为先天中气，一个是后天中气的重要组成部分，当患者胃的阳气较旺盛，且传经于阳明时，阳明胃不再主降，而是反过身来去抗击外邪，因为阳明胃的阳气不但马力大且"动作迅猛"，外邪很容易被击退，所以始虽恶寒，二日自止，恶寒自罢。此为阳明病即是传经于阳明，如果不传经于阳明（即使阳明经较旺盛），当外邪侵犯之时，身体便会调动后天中气中其他的力量，比如脾、肝甚至是心，那么外邪往往被抗击掉的时间会长一些，虽然肝经也具备迅猛的特点，但其阳气不及胃的浩浩荡荡，不能一举歼灭外邪。

阳明居中，主土也。万物所归，无所复传，是说阳明胃的能量足够大。

《伤寒论》第183条：问曰：病有得之一日，不发热而恶寒者，何也？答曰：虽得之一日，恶寒将自罢，即汗出而恶热也。

这与太阳阳明并病相仿，只是恶寒出现在阳明经经过的地方，但还应该是太阳表证，即有一分恶寒便有一分表证，而后面的虽得之一日，恶寒将自罢，即汗出而恶热也与184相仿，是传经于阳明，而阳明胃的阳气又处于旺盛的状态，足以抗击外邪，所以恶寒罢，汗出而恶热。

《伤寒论》第188条：伤寒转系阳明者，其人濈然微汗出也。

濈然微汗出，是阳明病的主要症状之一，这是由于阳明里热上反，迫使津液外泄而致，其汗出连绵不断，与太阳中风的自汗出、汗量较少、恶风不同，与大汗亡阳、肤冷肢厥也不同，所以确断为转属阳明，且以手足濈然汗出为多。

17.2 阳明经证

《伤寒论》第176条：伤寒脉浮滑，此以表有热、里有寒，白虎汤主之。

白虎汤方

知母六两，石膏一斤，碎，甘草二两，炙，粳米六合。上四味，以水一斗，煮米熟，汤成去滓，温服一升，日三服。

此条与第350条对照，第350条是伤寒脉滑而厥者，里有热，白虎汤主之。此条伤寒脉浮滑，在此条的浮不是表证未解，而是内里有热的脉象。在风寒侵犯人体时，如果人体正气正好（指阳明胃来参与抗邪），汗出而解，如果汗出太过，现在不是抗击风寒，而是光把水送了出去，浮说明汗还在往外出的状况，和抗热是一个道理，却把汽里的热留在肺—膀胱经里了（出汗的时候，身体觉得热，是皮肤那里的感受）。那此条的表有热，而里有寒呢？当阳明经不再主降，而是反过来抗邪呢？汽（热和水）都上去了，留下来的是什么呢？首先就是虚，胃阳和水（胃的津液）都要差，如第71条，太阳病，发汗后，大汗出、胃中干、烦躁不得眠，欲得饮水者；少少与饮之，令胃气和则愈。所以此里有寒，即胃气不和，所谓的胃气不和，其一是胃阳不足，其二是胃燥，所以只需少少与饮之，少量的水润胃的燥，胃阳虚，并不是说胃阳都没有了，稍微虚一点的胃阳还是可以让少量的水有一个蒸腾的作用，让氤氲的汽重新弥漫在胃中，等其慢慢复原即愈。与后天中气是一个道理。

白虎汤中石膏、知母是把肺—膀胱经里的热降下去，炙甘草是补胃气的，粳米是润其燥的，让胃阳不再受到伤害。这里没有补胃阳的药，因为胃阳是人体一个很强大的阳热能源，上去抗邪所消耗胃阳不多，所以笔者分析胃阳虚一些只是虚一小部分而已，况且伤寒抗邪只是在较短暂的时间内出现的问题，不是太长久，如果时间较长的话，一定会伤及胃阳的，就要加补胃阳的药了。

而第350条没有汗出太过的情况发生，阳明经的阳热能量刚好把外邪灭掉，而上来的热还没回归原位，要用白虎汤来归位，所以本条与第350条虽然都用到白虎汤，但在服用方法上有所不同，本条应热服，第350条稍凉一点也可以。

《伤寒论》第350条：伤寒脉滑而厥者，里有热，白虎汤主之。

伤寒脉滑而厥，脉滑为里热，这是阳明里热抗击外邪的表现，通常发生在外邪侵犯人体的初期，阳明的阳热能量全部用于抗击外邪，就耽误了四肢阳气的供应而造成厥证，并且由于热重伤津，使津液不达四肢也会造成厥证。

《伤寒论》第219条：三阳合病，腹满、身重，难以转侧，口不仁、面垢、谵语、遗尿。发汗，则谵语；下之，则额上生汗、手足逆冷；若自汗出者，白虎汤主之。

白虎汤方

知母六两，石膏一斤，碎，甘草二两，炙，粳米六合。
上四味，以水一斗，煮米熟，汤成去滓。温服一升，日三服。

三阳合病，是说太阳、阳明和少阳的病证同时出现，从前面的分析可知，本太阳病，其症状经过少阳经或阳明经的区域便称其为几经并病或合病，此条则不是这样的。

本条除了面垢涉及经络所经过的区域，其他几条都是具体的症状，各家对症状属于少阳、阳明及太阳也有分歧，但总的症状是以阳明经病为主，而本条在最后说"若自汗出者，白虎汤主之"。其暗示本条若不是误治，必出现阳明经病的症状。

所以本条可以这样认为，患者外感后，太阳经抗邪的同时，少阳和阳明也立马启动，之所以启动少阳经及阳明经，是因为太阳经抗邪不利，一是太阳本身的能量不足，二是外邪较重。如果是太阳表虚的患者，平素是疏泄大于收敛，则其后天中气必不足，时间久必对阳明胃产生影响，当外邪侵犯之时，阳明经也没有那么足够的能量前来抗邪。故推测的结果就是外邪较重，太阳抗击不利，患者的少阳经和阳明经能量也都不是太充足，只得一起前来抗击外邪，则会迅速出现上述症状。

因为阳明经的阳热能量在三个阳经里相对充足一些，即使有太阳表证，也不用发其汗，发汗虽把外邪抗掉，但更伤津液，帮助胃之燥热加剧上冲，则谵语更甚。又因为毕竟还有外邪，这时如用承气汤下之，必大伤后天中气，上去抗邪的阳明经热没有后天中气做后盾，如同釜底抽薪，但毕竟上去的阳热能量还继续上浮，不会在身体的各个地方来抗击外邪，只全力以赴地往头上走，所以额上会生汗，而大下后脾胃受到伤害，脾主四肢，则手足逆冷。

所以此时的治疗手段是静观阳明经的表现，阳明经的阳热能量把外邪抗击掉之后，自汗出，阳明经热的症状出现后，要过早地人为地收一下，即白虎汤，石膏把外散的热收回来，知母把外散的液收回来，炙甘草补后天中气，粳米补肺阴及胃阴，则阳明胃的功能得以恢复。

《伤寒论》第168条：伤寒若吐若下后，七八日不解，热结在里，表里俱热，时时恶风、大渴、舌上干燥而烦、欲饮水数升者，白虎加人参汤主之。

白虎加人参汤方

知母六两，石膏一斤，碎，甘草二两，炙，人参二两，粳米六合。上五味，以水一斗，煮米熟，汤成去滓，温服一升，日三服。此方立夏后、立秋前，乃可服；立秋后不可服；正月、二月、三月尚凛冷，亦不可与服之，与之产呕利而腹痛。诸亡血虚家，亦不可与，得之则腹痛利者，但可温之，当愈。

伤寒本应发汗，却若吐若下，既伤了后天中气又伤了津液，七八天了都没有好，可是外邪还在外面，没有化解掉，此条却说热结在里，表里俱热，还时时恶风，这是因为阳明经不再主降，那么胃的功能便会受到影响，包括腐熟食物的功能便会受到影响，那么胃气便有点虚。阳明经反过来抗击外邪，外邪在七八日之后必解，其热结在里是阳明经反过来开始抗邪的表现，然后表里俱热，邪气一定解了，那么为什么时时恶风，这是因为若吐若下已伤到后天中气，从前面的分析可知，后天中气虚一定怕冷，怕风，这就是此条时时恶风的原因，而且阳明经反过来抗邪，也让胃虚，胃虚后天中气也会受到影响，所以这些都是时时恶风的原因。

"大渴，舌上干燥而烦、欲饮水数升者"：其一是阳明经热上冲伤肺，则渴，伤心则烦；其二，若吐若下伤了津液，津液伤了也会渴；其三，人身上的津液化生于胃，胃虚后津液就不能"行动"了，胃虚不能纳食了，即使吃了他也不消化，这个津液当然就不能补溢上来，那也会渴。

而白虎加人参汤中，石膏、知母降热，粳米、甘草护胃，人参补后天中气及胃之虚，则胃的功能恢复，则行津液，后天中气补上来（不用生姜、大枣的原因是一个增热，一个碍胃）则外不怕风，内又不渴。

《伤寒论》第169条：伤寒无大热、口燥渴、心烦、背微恶寒者，白虎加人参汤主之。

此条与上条有相似的地方，上条从热结在里到表里俱热，是两个过程，而本条是取其热结在里，还没有往外散的过程，故说无大热，但阳明经已经不再主降，开始有上反的趋势。

从上条的解释可知，此条的程度只是比上条轻一些，但渴、心烦都会有的，上条是时时恶风（连风都怕，寒一定更怕），所以本条有背微恶寒，也是阳明经不再主降后，要积聚热量上反，从而导致胃气虚，后天中气也会受到影响，人便有怕冷的感觉。

可为什么光说背微恶寒？从前面的分析可知，后背这里是人体除了头部的第二个阳气聚散之地，不少的阳热要从这里往外散。而现在胃的阳热能量往这里去的少了，内外一对比（与以前的相比较），后背这里的热少了，外面皮肤处虽没变化，但相对就变得寒意重了一些，便觉得有些寒意，再加上胃气虚后天中气差就有怕冷的感觉，而寒的感觉都集中到了这里，故用白虎加人参汤，去把阳明经的热（其实是已积聚到肺—太阳膀胱经）去掉，加入人参补胃虚，则诸症状除。

《伤寒论》第26条：服桂枝汤，大汗出后，大烦渴不解，脉洪大者，白虎加人参汤主之。

白虎加人参汤方

知母六两，石膏一斤，碎，绵裹，甘草二两，炙，粳米六合，人参三两。上五味，以水一斗，煮米熟，汤成去滓，温服一升，日三服。

在第25条已分析了服桂枝汤后大汗出的原理，且在第25条里没有出现口渴的症状，所以继续用桂枝汤。而在本条"服桂枝汤，大汗出后"，又出现"大烦渴不解，脉洪大"，是阳明经参与了抗邪，故用白虎加人参汤来治疗（见第176条）。

17.3　阳明腑证

17.3.1　大承气汤类

　　《伤寒论》第215条：阳明病，谵语、有潮热、反不能食者，胃中必有燥屎五六枚也；若能食者，但硬耳，宜大承气汤下之。

　　此条阳明病，谵语、有潮热都是阳明腑实燥结的表现，但还没到甚的程度，此条出现反不能食，不能食有可能是胃阳不足，还有可能是胃的津液虚，从潮热、谵语可知此谵语不是阳虚而是内热盛造成的，所以此条的不能食是由于津液虚，燥结太甚、腑热上反更伤津液的结果。所以胃中必有燥屎五六枚也；就要用大承气来去亢极之阳，以救将绝之阴。

　　此条不能食与中寒相去甚远，能食是胃中气化自行，热邪不是很盛，津液伤的不甚，大便虽硬而不久自行，所以宜大承气汤下之在若能食之前。

　　《伤寒论》第252条：伤寒六七日，目中不了了，睛不和，无表里证，大便难，身微热者，此为实也。急下之，宜大承气汤。

　　伤寒六七日，无表里证，说明没有了表证，里证如烦躁、谵语等又未形成，只是出现了目中不了了，睛不和，目中不了了是谓视物模糊不清，睛不和是眼仁暗无光泽，是阳明经热特别强盛，已经向腑实证进发的过程（邪热伏里并灼竭津液之证，故需急下以存阴，经云："五脏六腑之精皆上注于目，热邪内灼，津液枯燥，则精神不得上注于目"）。

　　此条阳明经较为旺盛，抗击外邪时较为有度，中病即止，可却不能将收敛下来的阳明能量潜伏—去干主降的工作，又形成了腑实证，由于阳热能量过于旺盛，所以在阳明经至阳明腑这个过程中出现了这种症状，此症状是阳火亢极，阴水欲枯所致，在其有大便难、身微热时便用大承气攻之，既抑亢极之阳火，而救垂绝之阴水，否则将绝阴。

《伤寒论》第253条：阳明病，发热、汗多者，急下之，宜大承气汤。

"急下之"必是凶险之证，所以其发热汗多者，是阳明经证之时，发热必不是一般的发热，汗多也不是一般的汗多，所以虽然是经证，但腑证还未到就必须截住，让阴液不至于耗尽。此为釜底抽薪的方法，是为保存津液最为有效的应急方法。大承气汤之所以能救阴，全在夺实。

《伤寒论》第254条：发汗不解，腹满痛者，急下之，宜大承气汤。

此条也是急下之，必有急下之的理由，发汗不解，并非表证不解，而是表解后，阳明经在不主降的情况下无法"控制"自己，且其在发汗的过程中，上下的阴液都过度地消耗，所以大肠中大便变成燥屎，热不能往外走（因为阴液太少了），也不能从小便走，只有从大便走，而此时大便又燥结，导致不能"控制"的热被堵在内里过度消耗阴液（腹满痛者），可致阴竭，现在只有通大便，才能给热以出路，让后天中气不致被耗竭而亡，故曰承气，通过泻下，把后天中气承接下来。这里的腹满痛就是阳明经热过度消耗津液及后天中气的表现，必急下之。

以上三条发病猛，传变迅速，看似不重，稍有延误，祸变立至，所以要急下之。被称为阳明三急下症，急下的原因一是通腑气而保胃气，二是祛邪热而存阴液。

《伤寒论》第320条：少阴病，得之二三日，口燥咽干者，急下之，宜大承气汤。

少阴病，脉微细但欲寐，是肾阳阴俱衰，且阳更虚弱为主，从前面的分析可知，肾是人体的先天之本，当其处于虚弱的时候，其他四脏的阳气也应处于较低的水平，所以在少阴病的情况下传病于阳明的情况是不太可能（虽然胃阳及心阳也可称之为具有与先天中气同等的中气性质，但还是比其要稍差一些）。

此条最显著的症状是津液虚，从阳明经的分析可知，阳明经发病后主要是阳明热盛耗伤阴液，脉通常是沉实，用大承气汤急下存阴。现在这种情况大体是在阳明热盛耗阴之后出现的一种虚衰的现象，平素身体一般，只胃阳尚可，当外感来袭之时，口燥咽干之际，立马出现虚衰的外象（是以少阴病的形式出现的），当阳明腑实证之后出现少阴病口燥咽干的症状之时，已经是很危险了，故急下之，这种情况应是极少出现的。所以这种少阴病实际上是阳明病发展到后期，而伤了少阴真阴的一个证候。笔者理解"阳明急下三证"和"少阴急下三证"应当是同一个病。

《伤寒论》第321条：少阴病，自利清水，色纯青，心下必痛，口干燥者，可下之，宜大承气汤。

此条与第320条都有少阴病，口干燥者，第320条是阳明燥热内盛，下伤真阴所致，此条也是如此，且其有"自利清水，色纯青"的热结旁流的症状，是大承气汤的主症之一，而"心下必痛"，是说如果心下这里在热结旁流且口干燥时也发生疼痛的症状，那就进一步说明此少阴病是从阳明腑实那里过来的，是实结的一个症状，是由实向虚衰的过度，其实没有这个必痛也可以的，只是多了这么一个症状，让医生心里更有数一些，也是要急下之。

17.3.2　小承气汤类

《伤寒论》第208条：阳明病，脉迟，虽汗出不恶寒者，其身必重，短气，腹满而喘，有潮热者，此外欲解，可攻里也。手足濈然汗出者，此大便已硬也，大承气汤主之；若汗多，微发热恶寒者，外未解也；（一法与桂枝汤）其热不潮，未可与承气汤；若腹大满不通者，可与小承气汤，微和胃气，勿令至大泄下。

小承气汤方

大黄四两，洒洗，厚朴二两，去皮，炙，枳实大者，炙，三枚。上三味，以水四升，煮取一升二合；去滓，分温二服，初服汤当更衣，不尔者尽饮之；若更衣者，勿服之。

此条"虽汗出不恶寒者"，是外邪已去，脉迟（迟而有力），其身必重（热盛伤气），短气（热盛伤气），腹满而喘（热盛，气机阻碍所致），但直到有潮热者才可攻里。

当潮热出现之后，则知已入阳明腑，在大小承气汤的运用上，当"手足濈然汗出者"，则知此大便已硬（脾主四肢而胃为之合，胃中热甚而蒸腾达于四肢，故曰此大便硬也），用大承气，不出现这个症状则可用小承气之类的。

若汗多，微发热恶寒者，外未解也；（一法与桂枝汤）其热不潮，即说当外感病没有解决时不能用攻，先解其外，外解已才可攻之。

若腹大满不通者，可与小承气汤，微和胃气，勿令至大泄下。进一步说明大小承气使用上的区别。而大小承气汤都建立在外感之后比较迅速的变证上，在没有外感而出现的大便不通上，使用承气汤要慎重。

17.3.3 调胃承气汤类

《伤寒论》第207条：阳明病，不吐、不下，心烦者，可与调胃承气汤。

调胃承气汤方

甘草二两，炙，芒硝半斤，大黄四两，清酒洗。上三味，切，以水三升，煮二物至一升，去滓；内芒硝，更上微火一二沸，温顿服之，以调胃气。

相对于栀子豉汤证发汗吐下之后的虚烦，此是胃家实的阳明病，没经过吐下，这种烦躁是实烦，是胃家实的烦，烦则有热，而调胃承气汤是甘草、大黄加芒硝，属于最轻的泻下剂，所谓的"调胃"是指的甘草的作用，甘草补后天中气，在大黄及芒硝的泻下去热时可以起一个缓冲的作用，使泻下作用缓缓发挥作用。

《伤寒论》第105条：伤寒十三日，过经谵语者，以有热也，当以汤下之。若小便利者，大便当硬，而反下利，脉调和者，知医以丸药下之，非其治也。若自下利者，脉当微厥，今反和者，此为内实也，调胃承气汤主之。

调胃承气汤

大黄4两去皮，清酒洗，芒硝半升，炙甘草2两。

上三味，以水三升，煮取一升，去滓，内芒硝，更上火微煮令沸，少少温服之。

热结于里则发谵语，当以承气汤下之。并且这个病人现在小便自利，大便当硬，用承气汤类无疑。

可医者没用承气汤类，病人反倒下利，而脉调和，说明不是虚寒的自下利，虚寒的自下利，会出现脉微绝，而阳明脉要大，而且大实有力，也不调和。

这个脉调和，并不是说无疾的那种脉象，只是说其脉与阳明脉相仿，不那么实大有力，但也不弱，所以这个调和是阳明脉由于吃了泻药才导致的，而此泻药并不是治阳明病的寒泄，而是热泄药，对病人的中气有一定的影响（但影响不太大），并且增热（巴豆类），故整体上还是阳明腑实证，所以用调胃承气汤，调胃承气汤是治承气汤类偏热型的。用炙甘草二两补中气，用芒硝泄阳明腑热。

18

太阴病脉证并治

《伤寒论》第273条：太阴之为病，腹满而吐，食不下，自利益甚，时腹自痛。若下之，必胸下结硬。

太阴脾属于三阴，三阴的功能主要是供三阳经及生命活动所需要的能量（后天中气很重要的组成部分），从前面的分析可知脾的能量来源不光有自身的小冲气，而且还有肾和肝及胃阳的供给，当然应以自身的小冲气为主。

而此条的症状不光是自身小冲气出了"问题"，还有供给它能量的其他小冲气（主要是肝）也出了问题，导致脾阳气不足得很厉害，所以才会出现虚寒在里的这些症状。

胃喜润恶燥，脾喜燥恶湿，脾阳不足，不能运化水湿，即不能升清，则浊阴聚集在这里，导致腹满，浊阴不能往下走，便只能往上去（水液积聚的越多，压力越大，便往上走），即吐，当然也食不下了。

胃降浊应是往下走大便，其走大便应该是建立在肝经疏泄小便的基础之上，所以可推测此时的肝也较虚。不能利小便，也不能支持脾阳，所以水走大肠，则"自利益甚"，虽说肝经对大便也有调控能力，但此时是无能为力的，肝经既然不能发挥疏泄功能，且又较虚，不能支持脾阳运化，则会出现时腹自痛的现象。

这种现象本身就表现了虚寒于内，若再下之，必导致后天中气更为不足，胸下则结硬，说明即使此时下的不重，但因为正气不足，也显得重很多，已到胸下。

临床上出现脾虚但肾较为充足的情况，而且也有胃强脾弱的现象发生过，可见脾与肝的关系较为密切，所以第273条的情况是太阴之为病，与肝有关。

《伤寒论》第274条：太阴中风，四肢烦疼，阳微阴涩而长者，为欲愈。

本条是太阳中风与太阴并病的情况。太阳中风本是疏泄大于收敛的患者易得，是肝经疏泄太过的情况下发生的，长此以往，肝阳必受损，导致其对脾阳的供给大为减少。此条的情况应与上一条（第273条）相似，不光肝胆的阳气弱，阳明胃的阳气也不足，否则会传经于少阳或阳明（可看出在此条后天中气所占的比例中，应以脾所占的比例较多），是不用劳太阴前来抗邪。太阴前来抗邪，而太阴又主四肢，其抗邪的重点会在四肢，所以才出现四肢烦疼的症状。

抗邪的结果出现了阳微阴涩而长的脉象，阳微是浮见微，脉虽还浮但微得很，这说明在表之邪已见衰败之象，阴涩是里虚，是血少津液虚的表现，但脉不短而见长，说明后天中气已呈现恢复的迹象，当后天中气恢复了，自会把衰败的外邪抗击掉，为欲愈。

《伤寒论》第276条：太阴病，脉浮者，可发汗，宜桂枝汤。

此条的太阴病，一定不是第273条的太阴病，第273条的太阴病在感受风邪后一定要救里而不能解表。所以此太阴病可能只是有太阴病的一个症状，比如腹满而吐，或下利或腹痛等，且不重，甚或可忽略。

既然用到桂枝汤，必有太阳表虚脉浮、汗出、恶风的情况出现，是身体整个呈现疏泄大于收敛，必定平时肝经的疏泄出现了问题，进而影响到脾，出现脾虚的情况，所以才出现腹满而吐，或下利或腹痛等太阴的症状。这时候风邪侵犯时，可用桂枝汤，再根据太阴出现的症状对症加以治疗。

《伤寒论》第277条：自利、不渴者，属太阴，以其藏有寒故也，当温之，宜服四逆辈。

此条与第273条更为接近，第274条、第276条有其他阳气回复的可能，而本条则纯是里虚寒的情况，下利不渴，这个渴与不渴是我们辨寒热的一个主要证候，这个在临床上常会遇到，口干、口渴往往会有热，与太阴关系不大。

对于纯虚寒的太阴病，应当温之，而此时的四逆辈也应包括理中汤在内，只不过要根据具体的情况而定。

《伤寒论》第278条：伤寒脉浮而缓，手足自温者，系在太阴。太阴当发身黄；若小便自利者，不能发黄。至七八日，虽暴烦下利，日十余行，必自止。以脾家实，腐秽当去故也。

此条系在太阴，说明与太阴是有关联的，如腹满而吐食不下，自利益甚，时腹自痛等，但并不全是第273条的太阴病，第273条的太阴之为病，是纯虚寒的情况，但不管是什么情况，太阴是以湿邪为主，既然是系在太阴，则必有湿邪的情况出现。

此条以"伤寒脉浮而缓，手足自温者，系在太阴"为开头，并非真的外受风寒邪气，而是内里的后天中气要驱散湿邪而发生战斗。两相斗争之时，后天中气（以肝阳为主）把湿往表"赶"，"赶"到一定程度，那么脉必浮，而缓恰好说明内里的后天中气不足的原因（不似太阳中风是汗出导致脉缓，此条是由于与湿邪抗争的原因），而脾胃主四肢，"手足自温"说明脾胃不是太虚弱，更印证此伤寒只是一个表面的症状，除了恶寒（后天中气不足一定恶寒）应不会出现鼻流清涕及打喷嚏的情况发生。

因为有湿邪，身体又呈现一个激烈斗争的状态，可能就要出现发黄。如果在斗争的过程中给湿邪找到了出路，如小便自利，则不会发黄了，或者斗争到了七八天了，突然暴烦下利，日十余行，这也是给湿邪找到了出路，这两者都是脾阳回复，驱邪外出的结果。

《伤寒论》第279条：本太阳病，医反下之，因尔腹满时痛者，属太阴也，桂枝加芍药汤主之；大实痛者，桂枝加大黄汤主之。

桂枝加芍药汤方

桂枝三两，去皮，芍药六两，甘草二两，炙，大枣十二枚，擘，生姜三两，切。上五味，以水七升，煮取三升，去滓，温分三服。本云桂枝汤，今加芍药。

桂枝加大黄汤方

桂枝三两，去皮，大黄二两，芍药六两，生姜三两，切，甘草二两，炙，大枣十二枚，擘。上六味，以水七升，煮取三升，去滓，温服一升，日三服。

本条从方子可知，是桂枝汤加芍药三两，白芍从三两变成六两，加这个三两是因为太阳表虚证本来用桂枝汤便可解决了，可医者没有用桂枝汤，反而用了下法，造成了腹满时痛，多加这三两是用来治疗腹满时痛的。

太阳表虚证后天中气常常不足，是患者长期处于疏泄大于收敛又加外感风邪引起的，此时又用了下法，造成后天中气更为不足，但此时这个医者下的不是很厉害，没有像第21、22条那样造成脉促、胸满及微恶寒，伤到了胸部的阳热能量。本条只是对腹部产生了影响，也不像21条、22条那样造成收敛与疏泄发生颠倒，而本条对整体收敛疏泄的格局没有产生变化，整体上还是呈现疏泄大于收敛。

是什么原因造成此下之与第21、22条的下之不同呢？如果第21条、22条下之不是很厉害，可能会出现"下之微喘者……，桂枝加厚朴杏子汤主之"等，从而也不会导致疏泄与收敛发生颠倒，看来第21条与第22条下的较厉害，且是寒下。本条的下之没有对上去抗邪的阳热能量（起码是到了胸部）造成伤害，下的程度一定较差，如果仔细分析一下，这个下之不仅程度差，且不是寒下，如果是寒下，必定会伤及上面的阳热能量，看来刚才所说的桂枝加厚朴杏子汤是热下，如巴豆制剂等，这样就不会对上面的阳热能量产生影响，对后天中气的伤害也小。

而且白芍虽然把胆经的热引下来加强柔肝止痛的作用，但毕竟它性凉，对巴豆等热药的副作用可以起到对冲的作用，如果是大实痛，还要加上大黄，看来热泻药留在腹部的能量较为"充足"，需要大黄把它们引出身体去，而整体上太阳表虚的情况还可用桂枝汤来解决。

从以上的分析大家可以看出，下之后，病不属太阴，它还属于太阳的表虚。

《伤寒论》第280条：太阴为病，脉弱，其人续自便利，设当行大黄、芍药者，宜减之，以其人胃气弱，易动故也。

本条与第273条的太阴应是相近，第279条是热下的结果，因有热还有泻，所以可用大黄、芍药把热及痛解除掉，而此条的太阴是呈现虚寒的症状，本来后天中气就不足，所以更不能用大黄、芍药伤及后天中气，有后天中气则生无后天中气则死。

19

少阴病脉证并治

《伤寒论》第281条：少阴之为病，脉微细，但欲寐也。

微脉提示了阳气虚，鼓动无力，"细"提示了阴液虚，阴血虚少，脉道不能充盈，所以既微且细是阴阳俱虚，而又以阳虚为主，而畏寒蜷卧，下利清谷，自利而渴，四肢厥逆，冷汗自出，腹中疼痛等症状在此省略了。但欲寐是指其似睡非睡似醒非醒，中医上讲，阳入阴才成寐，而人的日常活动中，以肝阳的疏泄为主，心阳的宣散为辅，阳入阴即肝阳的入阴为主，心阳的入阴为辅，才成寐。

本条是以"少阴之为病"开头，其实三阴之为病，都以脾、肝、肾的阳气虚为主，当"少阴之为病"之时，其实是先天中气已不足，那么肝阳、心阳都应处于虚弱的状态，且后天中气也出现不足。

先天中气的不足，导致它对浮散于外面的阳气的吸附作用也出现了问题，而后天中气不足也会出现相同的情况，即阳入阴出现了问题，想睡（睡是恢复中气的最佳途径）睡不着，似睡非睡，而阳气的不足，需要其支持人的日常活动的能量又不够，即似醒非醒，即但欲寐。

《伤寒论》第282条：少阴病，欲吐不吐，心烦但欲寐，五六日自利而渴者，属少阴也。虚故引水自救：若小便色白者，少阴病形悉具；小便白者，以下焦虚有寒，不能制水，故令色白也。

　　从第281条的分析可知，少阴病是阴阳俱虚，而又以阳虚为主，本条出现的欲吐不吐及心烦，与第281条但欲寐的道理很相似，但欲寐是肾阳不足导致它对浮散于上的阳气的吸附作用也出现了问题，即阳入阴出现了问题，想睡睡不着，似睡非睡，而阳气的不足，需要其支持人的日常活动的能量又不够，而人的日常活动中，以肝阳的疏泄为主，心阳的宣散为辅，阳入阴即肝阳的入阴为主，心阳的入阴为辅，才成寐，所以此时的似醒非醒，即但欲寐。

　　由此可知，日常活动的肝阳、心阳是浮散在上面的，先天中气及后天中气的不足，让其"回不了家"，它们浮在那里就成了邪气，因为后天中气也虚，它既不能把这些邪气斡旋成有用的阳气，可还想把这些在上面的邪气从上面排出去，于是就出现了欲吐不吐及心烦。五六日自利而渴，少阴病自利当是完谷不化的情况，此种情况之下的自利不光是肾阳的虚衰导致脾阳不足，也是其胃阳不足所致，从而腐熟食物的能力下降，出现大便里存在没有完全消化的食物的情况。

　　下利的情况不仅会伤及中气，也使人的津液受到损伤，虚故引水自救的虚一是指此处的津液虚，二是浮散在上面的那些肝阳、心阳已变成邪气，但邪气偏弱，耗伤肺阴时所致渴的程度也要稍差一些，三是先天中气的不足导致气化出现问题，从而出现津液不能上承所致。

　　《伤寒论》第301条：少阴病始得之，反发热，脉沉者，麻黄细辛附子汤主之。

　　《伤寒论》第302条：少阴病，得之二三日，麻黄附子甘草汤微发汗。以二三日无证，故微发汗也。

《伤寒论》第304条：少阴病，得之一二日，口中和，其背恶寒者，当灸之，附子汤主之。

《伤寒论》第305条：少阴病，身体痛，手足寒，骨节痛，脉沉者，附子汤主之。

《伤寒论》第309条：少阴病，吐、利，手足逆冷，烦躁欲死者，吴茱萸汤主之。

此条与前面三条有相似之处，虽然是有少阴病的症状，但主要矛盾还是在肝胃寒上面，参看第243条。此条的吐利，就是肝胃寒气逆出现了剧烈的呕吐，肝胃寒气逆、升降逆乱。升降逆乱以后，胃气不能降浊，肝不能疏泄，所以以呕吐为主，才导致的下利。

理中汤证有吐利，吴茱萸汤证有吐利，但是理中汤的适应证在于它的病变主要责之于脾，脾阳虚，运化失司，寒湿内盛，升降紊乱，所以理中汤适应证的那种吐利，在《伤寒论》原文第273条说"自利益甚"，呕吐和下利相比较，而以下利为重，因为病重点在脾。此条的吐利，病变重点责之于肝胃，因此吴茱萸汤适应证的吐利，是以呕吐为主，这样一个肝胃寒剧烈呕吐的证候，又伴有下利，手足厥冷，这也是因为胃寒气逆、升降逆乱，使人体阴阳气不相顺接。而烦躁欲死是指的剧烈呕吐，升降逆乱，病人痛苦难耐的一种表现。

《伤寒论》第314条：少阴病，下利，白通汤主之。

白通汤方

葱白四茎，干姜一两，附子一枚，生，去皮，破八片。上三味，以水三升，煮取一升，去滓，分温再服。

四逆汤方是甘草二两，炙，干姜一两半，附子一枚，生，去皮，破八片，上三味，以水三升，煮取一升二合，去滓，分温再服。强人可大附子一枚，干姜三两。

此条似省略少阴病脉微细但欲寐，还省略了面色赤之戴阳证，本证是真寒假热之阴盛戴阳证，本方与四逆汤比是用葱白易甘草，为什么这么用呢？

其实此条的戴阳证并不是无缘无故就出现的，浮上来的阳必有出处。当外邪侵犯少阴体质的人之后，即使肾阳再虚也必定前去抗邪，当肾阳源源不断地上来后，那么就会出现戴阳证，浮上去抗病的阳气回不去了（因先后天中气会更虚，不能把外面的阳气吸引住，或引回来，所以那些阳气便有一种往外散的趋势，故面赤放光的样子），而其内里，因先天中气更虚，故下利，而阴气则会被助长，从而出现阴盛格阳的局面。

在治疗上，按说应该要用制附子补先天中气不足，制附子守的作用更明显一些，但此条阴邪盛大，所以用生附子还有一个化阴邪的作用，所以此方子用的是生附子。因其外邪没有退却，需要抗击，所以用到葱白汗出而解，且葱白能交通上下，这与本条更为相符，其原因可细谈。

治疗上没有选用麻黄附子细辛汤，因此时先天中气更为不足，细辛却是往外调肾气故舍，而麻黄只走表，虽然现在还有表证，却不能用，因麻黄抗击外邪的同时也散阳气，且其对内里的阴盛没有作用。即使制附子补充了先天中气，因为隔着阴盛，那么对散在外面的阳气吸引能力也大打折扣，现在的主要矛盾是阴盛，所以用生附子破阴是首要任务，故炮附子也舍去，而葱白的作用恰好满足了上述所有的病症。

葱白既入肺经又入肾经，交通上下阳气，在阴盛里开辟了一条通道，让所戴之阳从这条通道里回归本位，而葱白的辛温不光能抗击外面的邪气，还能补充肾阳，既可帮着生附子化阴邪，其补肾阳的作用又可助生附子增加对外面阳气的吸引力，而干姜对阴盛有化的作用，而人尿咸寒，对外散的阳气有一个收敛的作用，故四药合作补肾阳、化阴气、通阳道、收敛阳气的作用。舍弃甘草是因为甘草能增加阴气的弥漫，对开通阳道会有副作用。

与麻黄附子辛细汤相比，麻黄附子细辛汤证是得病迅速，且阴不盛，此条是得病时间长，且阴盛。

从白通汤与四逆汤相比可知，白通汤的先天中气比四逆汤还要足旺一些，故可在形成戴阳证的过程中虽然外表看着急，而用药上却不是峻烈，毕竟这是一服发汗药，如果先天中气过于虚弱那肯定要舍弃的。

《伤寒论》第316条：少阴病，二三日不已，至四五日，腹痛、小便不利，四肢沉重疼痛，自下利者，此为有水气。其人或咳，或小便利，或下利，或呕者，真武汤主之。

真武汤方

茯苓三两，芍药三两，白术二两，生姜切三两，附子一枚，炮，去皮，破八片。上五味，以水八升，煮取三升，去滓。温服七合，日三服。若咳者，加五味子半升，细辛一两，干姜一两；若小便利者，去茯苓；若下利者，去芍药，加干姜二两；若呕者，去附子，加生姜，足前为半斤。

此条与第82条同用真武汤，第82条是太阳病误汗出现的症状，而此条开头即说是少阴病，是肾阳不足，症状之一的小便不利是肾阳不足导致膀胱气化不利造成的，与五苓散证中小便不利的原理不同，四肢沉重疼痛，是脾主四肢的体现，脾湿四肢便沉痛困重，自下利者、腹痛也都是脾虚湿盛所致，后面的兼症如其人或咳，与第75条饮水多必喘相似，或小便利与小便不利道理相同，肾阳不足不能气化，还有一种情况是不能制水，小便便多，或下利，与自下利相通，或呕者与或咳相通，本条主要是与肾脾阳虚为主。

《伤寒论》第317条：少阴病，下利清谷，里寒外热，手足厥逆，脉微欲绝，身反不恶寒，其人面色赤；或腹痛，或干呕，或咽痛，或利止脉不出者，通脉四逆汤主之。

通脉四逆汤方

甘草二两，炙，附子大者一枚，生用，去皮，破八片，干姜三两，强人可四两。上三味，以水三升，煮取一升二合，去滓，分温再服，其脉即出者愈。面色赤者，加葱九茎；腹中痛者，去葱，加芍药二两；呕者，加生姜二两；咽痛者，去芍药，加桔梗一两；利止脉不出者，去桔梗，加人参二两。病皆与方相应者，乃服之。

此条与第315条相通，其症状的由来在第315条中已解释完毕，此条应在第315条之前，在第314条之后，就可把用白通汤及误用白通汤导致用通脉四逆汤加猪胆汁法都理顺了，其后面的面色赤者，加葱九茎应是个错误，用一茎就可达到目的。

《伤寒论》第318条：少阴病，四逆，其人或咳、或悸、或小便不利、或腹中痛、或泄利下重者，四逆散主之。

四逆散方

甘草炙，枳实破，水渍，炙干，柴胡、芍药。上四味，各十分，捣筛，白饮和服方寸匕，日三服。咳者，加五味子、干姜各五分，并主下利；悸者，加桂枝五分；小便不利者，加茯苓五分；腹中痛者，加附子一枚，炮令坼；泄利下重者，先以水五升，煮薤白三升，煮取三升，去滓，以散三方寸匕，内汤中，煮取一升半，分温再服。

此条取少阴只是从四肢厥逆但其凉的程度，一定不是很厉害，是因其阳气郁于内导致的，阳气为什么郁于内？肝主疏泄，如果肝经的疏泄功能出现问题，则其阳气得不到疏散，故郁于内，一般的情况阳热能量是往上往外散的，所以其不往外散一是肝的疏泄出现了问题，其二是还有具有降的功能的力量在阻碍着它，从"其人或咳或悸"中可探得原因，咳是肺受到伤害的情况，这说明虽然肝不发挥疏泄的功能，但阳热能量还是最大限度地往外延伸，而肺降会主动过来阻碍它，两者交争会出现咳嗽的症状，而"悸"是心经主降与肝之阳热能量发生摩擦所致，"或小便不利"是肝的疏泄功能弱化所致，腹中痛及泄利下重是肝阳照顾不到脾阳所致。

此方是用柴胡加强肝的疏泄功能，但其性凉，还有不至于伤肺、伤心，把肝郁的热也平复一些，白芍把浮散在上面的阳热能量收到中部，补后天中气，甘草补后天中气，则人的斡旋能力加强，更容易让阳热能量分布到四肢，用积实是此种人不太虚，其行气的原因是让整个斡旋更顺畅一些，这样一来，热量便可达四肢了。

《伤寒论》第319条：少阴病，下利六七日，咳而呕、渴，心烦、不得眠者，猪苓汤主之。

猎苓汤方

猪苓去皮，茯苓、阿胶、泽泻、滑石各一两。上五味，以水四升，先煮四物，取二升，去滓，内阿胶烊尽。温服七合，日三服。

从第223条的分析可知，猪苓汤是阳明经抗击外邪的过程中伤到了疏泄旺盛之人的肝阴所致，本质是肝的疏泄过度所致肝阴不足，所以本条应是厥阴之为病，是第223条之证的延续，从"小便不利"变成

"下利六七日"，但还没到乌梅丸证的程度，"咳而呕、渴，心烦、不得眠"都是肝阴不足后，虚火上浮的症状。

《伤寒论》第324条：少阴病，饮食入口则吐，心中温温欲吐，复不能吐。始得之，手足寒，脉弦迟者，此胸中实，不可下也，当吐之。若膈上有寒饮，干呕者，不可吐也，急温之，宜四逆汤。

"少阴病，饮食入口则吐，心中温温欲吐，复不能吐。始得之，手足寒，脉弦迟者，此胸中实，不可下也，当吐之"，此不是少阴病，只是手足寒给人以假象，是胸中有痰涎等实邪阻塞，想一吐为快，所以饮食入口则吐，心中温温欲吐，不光想吐还烦，可一时又吐不出来，刚得就手足寒，是胸中阳气为痰涎所阻不能达于四肢的表现，脉弦迟，是痰涎阻滞的脉象。

而下边的这一段才是少阴病的表现，此膈上的寒饮，是由于下焦阳虚造成的，所以这不光有干呕者，还有其他肾阳虚衰的症状，这样才"急温之，宜四逆汤"。

《伤寒论》第325条：少阴病，下利，脉微涩，呕而汗出，必数更衣，反少者，当温其上，灸之。

此条与第315条有相仿的地方，第315条是少阴病，下利，脉微者，与白通汤，结果治重了，说明第315条是处于较虚的情况，而此条还加一个涩，说明其阴血也虚的较厉害，第315条用通脉四逆加猪苦胆汁。现在还出现了呕而汗出，呕是阴邪上逆，整体趋势是上反，于是阴邪不往下，汗出是肾阳不足的表现，阳气浮散于外，因为脾肾阳气不足，收摄无力，还是想更衣，可是却没有东西可下，这种情况应灸之，当温其上，应是气海、关元。

20

厥阴病

《伤寒论》第326条：厥阴之为病，消渴，气上撞心，心中疼热，饥而不欲食，食则吐蛔，下之利不止。

足厥阴肝经是人体最忙碌的一条经络，也是消耗最多的经络，又因为个体差异的原因，有的患者脾气急，耗肝太多，所以肝往往呈现虚象，又因为其主疏泄，它把阳热能量源源不断地往上送（其利小便等是往下的疏泄），如果胆经往下降的不顺畅，往往会出现上热下（中偏下）寒的症状。

因为其是将军之官，极具爆发性，阳热能量上攻时往往在瞬间很剧烈，所以会出现消渴，气上撞心，心中疼热等症状，这些症状都是阳热能量突然剧烈大量上攻造成的，而饥不欲食的饥是上攻的火在胃那个位置出现的一种嘈杂的感觉，并不是真正的饥，而不欲食是肝寒后不能支持脾的运化，但如果脾的阳气很足旺，则这个症状不显，问题是肝和脾是关系最为密切的两经，而疏泄往往是一个慢性的过程，肝的阳气不能长期很好地支持脾，则脾的阳气必定要衰退，临床上见过脾阳很不足的人，而其肾却很旺盛，可见肾与脾阳的关系不似与肝的关系更为密切，所以才会出现饥不欲食的症状。如果此时吃了东西，那会吐蛔，其原因是蛔虫是喜温避寒，因为此时患者身体的内环境已经呈现出上热下寒的情况，已经不适宜蛔虫的"居住"，不利其吸收营养，其是处于营养不良的状态，所以食物的进入，促使蛔虫上攻，既满足了其即可到温暖的地方又可得到营养的需求，但上来胃里的蛔虫，却不是胃所能容的，所以必吐之。

而在这种较虚的情况之下，下之，一定是利不止的。

所以本条厥阴之为病的情况是患者长期处于疏泄状态，而在某一段时间由于情绪不稳经常发脾气等原因导致的状况。

《伤寒论》第327条：厥阴中风，脉微浮为欲愈，不浮为未愈。

从上条可知，厥阴之为病，平时人整个是处于疏泄的状态，脉应往外散，后天中气也虚，所以脉象不光浮也显数或促或缓象。

人在此种情况下，也容易汗出恶风，即中风，呈表虚象。这也是桂枝汤证的治疗方法，临床上也有平素疏泄远远大于收敛的人，而其却很少感冒，这说明其肺的收敛相当强大，才使肝的疏泄有了"着落"，在此时脉象出现微浮的情况，说明外邪已去，即大则邪盛小则平。不浮，说明邪气正处于侵犯的状态，而正气抵抗无力，故未愈。

《伤寒论》第333条：伤寒脉迟六七日，而反与黄芩汤彻其热。脉迟为寒，今与黄芩汤复除其热，腹中应冷，当不能食；今反能食，此名除中，必死。

此伤寒也是外邪直中的结果，起码说明人的体质较差，不见浮脉反而出现迟象，是后天中气严重不足，与外邪相比处于弱势，且外邪不是热邪是寒邪，不应用寒药，而反与黄芩汤去其阳热能量，则腹中应冷，当不能食，今反能食，是后天中气将亡的征象，必除中。

《伤寒论》第337条：凡厥者，阴阳气不相顺接，便为厥。厥者，手足逆冷者是也。

"厥者，手足逆冷是也"，指的是厥证的症状，"凡厥者，阴阳气不相顺接"，其实是阳气及津液不能分布到这里的结果。

《伤寒论》第338条：伤寒脉微而厥，至七八日肤冷，其人躁，无暂安时者，此为藏厥，非蛔厥也。蛔厥者，其人当吐蛔。今病者静，而复时烦者，此为藏寒。蛔上入其膈，故烦，须臾复止；得食而呕，又烦者，蛔闻食臭出，其人常自吐蛔。蛔厥者，乌梅丸主之。又主久利。

乌梅丸方

乌梅三百枚，细辛六两，干姜十两，黄连十六两，当归四两，附子六两炮，去皮，蜀椒出汗，四两，桂枝六两，去皮，人参六两，黄蘗六两。上十味，异捣筛，合治之。以苦酒渍乌梅一宿，去核，蒸之五斗米下，饭熟捣成泥，和药令相得。内臼中，与蜜杵二千下，丸如梧桐子大。先食饮服十丸，日三服，稍加至二十丸。禁生冷、滑物、臭食等。

"伤寒脉微而厥，至七八日肤冷，其人躁无暂安时，此为脏厥"，厥是四肢逆冷，脉微是内里寒的表现，是内里和四肢都处于阳气不能照顾的情况，也是全身阳气严重不足的表现，而其人躁无暂安时，是弱阳对抗盛阴的症状，换句话说，就是盛阴灭阳时，弱阳在垂死挣扎，所以才不会停止，停止时阳气消亡，也即人亡之时。

接下来讲到蛔厥，为什么称为蛔厥？就是在蛔虫上攻时，人的后天中气就会全力以赴地与蛔虫抗争，蛔虫在挣扎的瞬间极大地消耗了人的后天中气，让人处于极虚弱的状态，人便会本能地把人体外部的阳气借过来，出现肤冷四肢厥逆的表现。

从第326条的分析中可知，蛔厥的成因是典型的厥阴证，即上热下寒，而蛔虫是喜温避寒，当患者身体的内环境已经呈现出上热下寒时，蛔虫已经感觉不舒服，但还不至于立马行动，这就是"今病者静"，但毕竟蛔虫已感到不适，偶尔小动一下，就是"复时烦"。可吃饭或闻到饭的香味后，蛔虫毕竟营养不良，它想吸收营养，还要到温暖的地方去，所以食物的进入，促使其上攻，即满足了其既可到温暖的地方又可得到营养的需求，但蛔虫的上攻导致其人烦，来胃里的蛔虫，却不是胃所能容的，所以必吐之。

《伤寒论》第351条：手足厥寒，脉细欲绝者，当归四逆汤主之。

当归四逆汤方

当归三两，桂枝三两，去皮，芍药三两，细辛三两，甘草二两，炙，通草二两，大枣二十五枚，擘，十二枚。一法，上七味，以水八升，煮取三升，去滓，温服一升，日三服。

从第337条的分析可知，厥是阴阳气不相顺接，是阳气不能到位所致，血属阴，气是血之帅，血是气之母，其实气血是形影不离的，阳气不能到达四肢也是血不能足量到达四肢的另外一种说法。手足厥逆有虚厥、实厥的区别，此种情形应属于虚厥范围。"脉细欲绝"当是血虚，是血虚导致阳气到达不了所致。而当归四逆汤是在补血的同时把阳气也补到位。

此条是典型的厥阴病，与肝经有关。

《伤寒论》第352条：若其人内有久寒者，宜当归四逆加吴茱萸生姜汤。

当归四逆加吴茱萸生姜汤方

当归三两，芍药三两，甘草二两，炙，通草二两，桂
枝三两，去皮，细辛三两，生姜半斤，切，吴茱萸二升，大
枣二十五枚，擘。上九味，以水六升，清酒六升和，煮取五
升，去滓，温分五服（一方，酒水各四升）。

内有久寒者，加吴茱萸、生姜，为什么不用干姜附子呢？是因
为干姜附子热太重，易伤阴血而扰动风火，本条接上条，是血虚导致
寒厥，所以不用姜附。吴茱萸所治之证，皆以阴壅阳为患，其所壅之
处，又皆在中宫，是故干呕吐涎沫、头痛、食谷欲呕，阴壅阳于上，
不得下达也，吐利，手足逆冷，烦躁欲死，手足厥寒，脉细欲绝，阴
壅于中，不得上下，并不得外达也。所以吴茱萸配生姜既可散肝经之
寒，又可除中宫之陈寒，更不伤及阴血，故用两者及清酒去其陈寒。

《伤寒论》第355条：病人手足厥冷，脉乍紧者，邪结在
胸中，心下满而烦，饥不能食者，病在胸中，当须吐之，宜瓜
蒂散。

"脉乍紧者"，紧脉是实脉，所以此条的手足厥冷是实证，再往
下看，"邪结在胸中"，症状是心下满而烦，饥不能食，饥说明脾的
功能没有问题，问题出现在胃这里，这就是心下满，不能容物，心烦
不安，坐卧不宁，满之后欲吐不能吐，邪气满胸脉紧，当然要烦，顺
其势吐之就好了，所以当须吐之，用瓜蒂散，瓜蒂性凉，所以邪结在
胸中的实邪是热邪，实邪想从上走（吐），身体的能量便全部集中到
这里，帮助其吐之，但照顾不到四肢，故手足厥冷。

《伤寒论》第356条：伤寒厥而心下悸，宜先治水，当服茯苓甘草汤，却治其厥，不尔，水渍入胃，必作利也。

茯苓甘草汤方

茯苓二两，甘草一两，炙，生姜三两，切，桂枝二两，去皮。上四味，以水四升，煮取二升，去滓，分温三服。

伤寒厥是指在外邪侵犯之时，人的太阳经或其他两经及后天中气必前去抗邪，从出现的症状"厥而心下悸"，宜先治水，可知致厥的原因是水饮内停，后天中气既要抗邪于外又要化水饮于内，阳气不足，故导致厥，如果没有外邪的话，后天中气可以一心一意化饮于内，还有多出来的阳气充实四肢，也就不会出现厥证了。

从前面的分析可知，当水湿停于内时，即使有外邪，也要先化内饮，内饮去后，后天中气自会与三阳经抗邪于外的，所以先用茯苓甘草汤化饮为治，水饮化外邪去，厥证也自然痊愈。如果不这样治的话，内停之水饮必生其他病证，如水渍入胃，成下利。

至于水饮内停的原因可能有很多种，从所用药物可知其为肝、脾阳气不足所致，可归到厥阴病的范畴。

《伤寒论》第359条：伤寒本自寒下，医复吐下之，寒格，更逆吐下；若食入口即吐，干姜黄芩黄连人参汤主之。

干姜黄芩黄连人参汤方

干姜，黄芩，黄连，人参各三两。上四味，以水六升，煮取二升，去滓，分温再。

"本自寒下"，原本是个虚寒性的下利，即素体脾阳不足，在此之时，又感受寒邪，于是，太阳经及后天中气前去抗邪。从最后所用的干姜黄芩黄连人参汤可知，三阳经的能量相对来说不是处于弱势地位，否则不会用到黄芩及黄连，正因为上来抗邪的阳热能量较为充足，所以让医者认为是热证实证故用吐下的方法，这样更加重了脾阳伤的程度，是犯了虚虚之戒，造成脾气陷，寒盛于下，阳被格拒而食不得入口，形成上热下寒的寒格证。

《伤寒论》第360条：下利有微热而渴，脉弱者，今自愈。

从第358条的分析可知，下利通常是后天中气不足导致的，或者后天中气较为充足，有外邪直中中部，后天中气前去抗击外邪时出现的症状，还有一种情况是下利而厥，这通常是先天中气受到伤害的情形，从本条的情况来看是属于前者，可是后天中气不足到什么程度，脉弱，是后天中气不足的正常的脉象，脉证相符，是顺不为逆，而微热而渴，是后天中气虽然不足了（下利），但其还有能量上攻，说明还不是太弱，脉弱还说明已无外邪，在无无邪的情况下，如果下利不是太厉害，在后天中气的斡旋之下，上去的阳热能量通过胆经、肺经降的作用，让阳热能量回归，当回归的能量补足了后天中气，则下利自愈。

《伤寒论》第364条：下利清谷，不可攻表，汗出必胀满。

下利清谷是后天中气和先天中气都不足的症状，故无论有无表证，都不可发汗，此时误汗则更亡阳，后天中气更为不足，没有阳气化水液，则一定胀满，当然还会有其他症状。

《伤寒论》第369条：伤寒下利日十余行，脉反实者，死。

"伤寒下利日十余行"，无论是邪气直中，还是其他情况，后天中气都会出现不足的情况，此时脉应浮促象，却见脉反实，此时的脉反映的是邪气的情况，表明邪气盛，会在较短的时间之内消耗掉后天中气，故死。

《伤寒论》第377条：呕而脉弱，小便复利，身有微热，见厥者，难治，四逆汤主之。

从所用方子可知，此条病证伤到了先天中气，后天中气也处于虚寒的状态，再看症状，"脉弱"是后天中气不足的表现；"小便复利"，一种可能是肝经疏泄旺盛，另外一种可能是先天中气严重不足，肾阳虚不制水，综合来看，是后一种所致，肝阳也处于虚弱的状态；"身有微热"，是虚弱的肾阳被调到太阳经里，大多是抗邪于外的情况，肾阳外浮的过程虚热往外可能导致呕，还有中部水泛上溢也可导致呕，综合看也是后者，而此时的厥是虚寒导致的。

《伤寒论》第378条：干呕吐涎沫，头痛者，吴茱萸汤主之。

此头痛指的是巅顶头痛，以前的解释是说肝之经脉才能抵巅顶，其实是肝之疏泄取代了心之宣散，才可能到达此高位，这说明是疏泄太过旺盛的结果，从而下面的肝及胃会出现寒象，从而运化不了中部的寒水之邪，从而出现中部较寒而上面的热下不来，中部较寒运化不了寒水之邪，便出现干呕吐涎沫，而热在上面也兴风作浪，出现巅顶头痛。

因此条的主要矛盾在中部的寒水之邪较旺盛，故补中部的虚、化中部的水，主要的矛盾解决后，后天中气恢复后，则其斡旋的功能恢复，把上面的热邪引下来，则病除。若上面的热太过"顽固"，可用大黄黄连泻心汤加吴茱萸汤共同治疗。

21

杂 证

21.1　泻心汤类的特点

　　《伤寒论》第149条：伤寒五六日，呕而发热者，柴胡汤证具，而以他药下之，柴胡证仍在者，复与柴胡汤。此虽已下之，不为逆，必蒸蒸而振，却发热汗出而解。若心下满而硬痛者，此为结胸也，大陷胸汤主之；但满而不痛者，此为痞，柴胡不中与之，宜半夏泻心汤。

半夏泻心汤方

　　半夏半升，洗，黄芩、干姜、人参、甘草各三两，炙，黄连一两，大枣十二枚，擘。上七味，以水一斗，煮取六升，去滓，再煎取三升，温服一升，日三服。须大陷胸汤者，方用前第二法（一方用半夏一升）。

　　此条前半部分与第101条伤寒中风，有柴胡证，但见一证便是，不必悉具。凡柴胡汤病证而下之，若柴胡证不罢者，复与柴胡汤，必蒸蒸而振，却复发热，汗出而解相仿。

"若心下满而硬痛者，此为结胸也，大陷胸汤主之"似欠妥，解释在前（第128条至第130条，不应寒下应热下）。

"但满而不痛者，此为痞，柴胡不中与之，宜半夏泻心汤"，现在分析一下半夏泻心汤的组方：半夏半升，黄芩3两，干姜3两，人参3两，炙甘草3两，黄连1两，大枣12枚，与小柴胡汤只差柴胡半斤，生姜3两，此方则多干姜3两，黄连1两，从两方的组成看，后天中气都较差，此方比小柴胡少生姜3两，但也有人参3两，炙甘草3两，大枣12个，但此方有干姜3两，说明其中部脾胃有阳虚现象，而黄芩和黄连说明心经和胆经的火盛。这种情况是由于什么情况下形成的呢？

此条是在柴胡证具的情况下以他药下之导致的，但满而不痛者，此为痞，是虚痞，按说下之导致虚痞这种情况是成立，但这是在外邪没有完全"解除"的情况下发生的，似有不妥。从第21条的分析可知，在有外邪的情况下之，会让外邪显得更重一些，虽然里出现虚痞的症状，但也不能用半夏泻心汤来治疗，因为具备小柴胡汤证的患者应不算虚人，虚人伤寒建其中，且所用的半夏泻心汤又不是建其中的思路，所以此条有待商榷。

如果把此条改为伤寒五六日，呕而发热者，柴胡汤证具，而医者却发其汗，后又下之，但满而不痛者，此为痞，柴胡不中与之，宜半夏泻心汤。

医者发其汗是患者出现忽冷忽热之时，误以为汗出恶风，用桂枝汤发其汗，虽然白芍可降胆经，但桂枝却助热，致人心烦，此时医者忙又下之，而致虚痞的症状发生，用半夏泻心汤。炙甘草3两，大枣12个，补下之导致的及患者平时就有的后天中气的不足，用人参说明胃气已虚，是发汗及后又下之导致后天中气不足的结果，而干姜的应用说明患者平时脾胃阳气就虚弱，也是其平时肝经过度消耗的结果，同时也说明其是擅长用肝之人，所以当外邪侵犯之后五六天，肝胆经前去抗邪，才会有柴胡证出现。黄芩和黄连的应用就是把上去的胆经的火及心经的火降下来，而去渣再煎，把黄芩黄连的寒性去掉一些，转而专心地降胆、降心，半夏是降胃气的首选。

病例分析

2017-6-12　赵某男　60岁　宣教寺

饭后即便，胃不怕凉。左脉浮细弦，右脉数而有力，舌红苔白腻微厚。

半夏10克，黄芩12克，黄连6克，干姜6克，炙甘草10克，人参6克，石榴皮12克，神曲6克，葛根24克，茯苓30克，大枣12枚。

《伤寒论》第154条：心下痞，按之濡，其脉关上浮者，大黄黄连泻心汤主之。

大黄黄连泻心汤方

大黄二两，黄连一两。上二味，以麻沸汤二升渍之，须臾绞去滓，分温再服。

"其脉关上浮者"，是热在中上部的表现，而"心下痞，按之濡"是中部痞塞不通，让上部的实热没有下降的通道（本来这些热可通过胆经、肺—膀胱经下去，却因为这里没有打开，从而使整个循环都无法进行的结果，是后天中气虚的结果—无法斡旋）没有办法，只能用药强行把这些热往下降，但大黄、黄连、黄芩这些药都药性太寒，如果像以往的煎法让这些寒性厚重的药味直入胃，更会加重中部的虚痞，若加入热性药中和其虚痞，与第149条似乎相仿，但第149条是患者平时就脾胃虚寒，此条患者的脾胃比第149条要强，如第151条的情形，这时要加入热性药如干姜，虽然干姜守而不走，但也可能会助长中上部的热，所以本条的煎法较特殊，"以麻沸汤二升渍之，须臾绞去滓。分温再服"。把三味药的厚味去掉，尽最大的可能不去加重虚痞，而又把上部的热通过胆经、膀胱经、心经往下徐徐地降，所以此方中应有黄芩。

《伤寒论》第155条：心下痞，而复恶寒、汗出者，附子泻心汤主之。

附子泻心汤方

大黄二两，黄连一两，黄芩一两，附子一枚，炮，去皮破，别煮取汁。上四味，切三味，以麻沸汤二升渍之，须臾绞去滓，内附子汁，分温再服。

生姜大枣炙甘草泻心汤

大黄二两，黄连一两，黄芩一两，生姜三两，大枣十二枚炙，甘草二两。麻沸汤二升渍之，须臾绞去滓，内生姜大枣炙甘草汤汁。

此条的"心下痞"其实是含有心下痞，按之濡，其脉关上浮者的意思，即中上部有热，却因为胃部的痞而下不去，而此时又"复恶寒"，没有外邪的情况下恶寒，只能说是后天中气或先天中气不足的体现，怎样区分是后天中气不足还是先天中气不足呢？这要从恶寒及出汗的程度来区分，恶寒轻、出汗轻大抵是后天中气不足，若恶寒重、出汗多大抵是先天中气不足的表现，从所用方子与上一条相比较而言，应是先天中气不足，故用附子泻心汤。

《伤寒论》第157条：伤寒汗出解之后，胃中不和，心下痞硬，干噫食臭，胁下有水气，腹中雷鸣下利者，生姜泻心汤主之。

生姜泻心汤方

生姜四两，切，甘草三两，炙，人参三两，干姜一两，黄芩三两，半夏半升，洗，黄连一两，大枣十二枚，擘。上八味，以水一斗，煮取六升，去滓，再煎取三升，温服一升，日三服。附子泻心汤，本云加附子，半夏泻心汤，甘草泻心汤，同体别名耳。生姜泻心汤，本云理中人参黄芩汤，去桂枝、术，加黄连，并泻肝法。

"伤寒汗出解之后"，是正确的方法，但在治疗过程中后天中气也会出现不足的症状，需要慢慢恢复才可复原。可在此时出现"胃中不和，心下痞硬"，此条的心下痞硬不是按着硬而是一种自觉的症状，是虚痞。这说明患者胃平素就不是很好，所以出现了一系列的症状，"干噫食臭"，是消化上出现了问题，干噫是嗳气，食臭是伤食的味道或食物没有消化掉，还有食物本身的味道，"胁下有水气"，是水蓄不行，肠间水阻气机，则腹中雷鸣，水谷杂并而下趋，则为下利，这些症状都与胃阳不足有关，所以可以见到舌胖、苔水滑、小便少、水肿这些兼有水邪的征兆，故此痞又称为水气痞。

胃气运行不畅，伤寒外感痊愈后后天中气的恢复就会受到影响，而且抗击外邪时上去抗邪的阳热能量便不好顺利地从胆经、膀胱经及心经降下来，还浮在上面，让患者不适，且耗其气，所以现在的主要矛盾是把中部的阳气恢复好，把浮上去的阳热能量去除掉。

生姜泻心汤与半夏泻心汤相比，干姜少了二两，但多了生姜四两，生姜化水气最有力，故用其为君药，煎煮方法也是再煎，让黄芩和黄连的寒性柔和一些，让其既有降胆经心经火的作用又不伤中部胃阳，人参、大枣、炙甘草补中虚，干姜、生姜补胃阳化水邪，则诸症皆解。

《伤寒论》第158条：伤寒中风，医反下之，其人下利，日数十行，谷不化，腹中雷鸣，心下痞硬而满，干呕心烦不得安。医见心下痞，谓病不尽，复下之，其痞益甚。此非结热，但以胃中虚，客气上逆，故使硬也。甘草泻心汤主之。

甘草泻心汤方

甘草四两，炙，黄芩三两，干姜三两，半夏半升，洗，大枣十二枚，擘，黄连一两。上六味，以水一斗，煮取六升，去滓，再煎取三升。温服一升，日三服。

从第149条的分析可知，痞应该是在伤寒中风外解后的情况下再下之而形成的。此条是下利较重的一种情况，"日数十行，谷不化"，是因为泻下得太快所致，不是胃不能消化。"腹中雷鸣，心下痞硬而满"，与半夏泻心汤一样，都是未降的阳热与胃虚之寒气相抗衡于胃之上部则为痞，胃阳衰则不降，不运腹中水气则鸣，"干呕心烦不得安"是不得下降的阳热能量浮在上面的症状。

而医见心下痞又下之，则痞益甚，这是再一次伤害后天中气，当后天中气更虚之时，上面的热便显得更热，更不能往下降，只得加重补后天中气，则炙甘草加到四两，其他不变。

病例分析

2017-5-6　王某某　女70岁

经常口腔溃疡，心脏做过支架，胸部不适，脉细弦有力，舌红苔白腻有齿痕。

半夏10克，黄芩12克，黄连6克，干姜6克，炙甘草20克，人参6克，茯苓30克，栀子20克，瓜蒌30克，豆豉30克，山药40克，麦芽10克，大枣12枚。

2017-5-12

半夏10克，黄芩12克，黄连6克，干姜6克，炙甘草20克，人参6克，茯苓30克，栀子20克，瓜蒌40克，豆豉30克，山药40克，麦芽12克，大枣12枚。

治疗50天，口腔溃疡痊愈，心脏的症状大为缓解，自己觉得胸口那里搬掉一块砖。

《伤寒论》第161条：伤寒发汗、若吐、若下，解后，心下痞硬，噫气不除者，旋覆代赭汤主之。

旋覆代赭汤方

旋覆花三两，人参二两，生姜五两，代赭一两，甘草三两，炙，半夏半升，洗，大枣十二枚，擘。上七味，以水一斗，煮取六升，去滓，再煎取三升。温服一升，日三服。

此方与泻心汤类相比，没有黄芩、黄连等药，说明此方在伤寒之初胆经和肺—膀胱经里并没有太多的阳热能量去抗击外邪，且后天中气也不足，否则在伤寒时会有抗击的反应的，这说明其本质就是虚人，虚人伤寒建其中，而医者却"发汗、若吐、若下"，都会伤及后天中气及津液，而此条却表现出"心下痞硬，噫气不除者"，心下痞硬、噫气不除都是胃气虚的表现，胃也是后天中气的一个直接参与者，吐下伤及后天中气，在这里主要是表现伤到了胃（还是那句话，哪虚伤哪），胃气虚则不降，表现为虚满及上逆，虚满即心下痞硬，上逆则表现为噫气不除。

噫气不除是指气从胃部不停地往上跑，久不缓解，而且心下痞硬不因噫气而缓解，如果说是一个单纯的气机壅滞，噫气之后心下痞这个症状暂时可以得到缓解，人便会觉得噫气之后舒服不少，是无形气机的壅滞，现在心下痞硬在噫气之后没觉得舒服，即噫气不除。提示了它不是单纯的气机的壅滞，而是有形的痰浊邪气的阻滞。所以此方子中人参、甘草是补胃虚的，而旋覆花、代赭石和生姜是降有形的痰浊邪气的，因此种患者平素胃虚的厉害，胃阳不足，所以痰浊邪气才会聚来，而出来此症状，所以舌苔常淡嫩苔白厚腻。所治疗的过程也体现了虚人伤寒建其中的道理。

病例分析

2013-11-23　高某某　女　72岁

心跳快，左寸浮大弦数象，沉取稍空，寸次之，尺比关稍好一些，右关和尺细数弦沉取空一些，寸沉取也空，舌体稍大，舌红苔嫩，有齿痕，乏力，头爱上火，素牙痛，食后碍胃。

旋覆花18克，代赭石10克，炙甘草10克，人参6克，半夏10克，大枣12个，生姜4片去渣后再下，山药30克，神曲6克。

2013-11-29

症减。

旋覆花18克，代赭石10克，炙甘草10克，人参6克，半夏10克，大枣12个，生姜5片去渣后再下，山药30克，神曲6克。

21.2　瘀血所致疾病的特点

21.2.1　瘀血类

《伤寒论》第106条：太阳病不解，热结膀胱，其人如狂，血自下，下者愈。其外不解者，尚未可攻，当先解其外；外解已，但少腹急结者，乃可攻之，宜桃核承气汤。

桃核承气汤方

桃仁五十个，去皮尖，大黄四两，桂枝二两，去皮，甘草二两，炙，芒硝二两。上五味，以水七升，煮取二升半，去滓，内芒硝，更上火，微沸下火。先食温服五合，日三服，当微利。

"太阳病不解，热结膀胱，其人如狂，血自下，下者愈"，这是衄解的一种，和鼻衄相仿〔鼻衄的能量是药物的能量加上上来的后天中气及肺—膀胱经里的阳热能量的总和，总量是大于外邪的。大家知道肺主皮毛，它的"面积"要大于太阳膀胱经的面积，鼻腔也属于超出的那一部分面积，从这里出来的血（自然而出的，与刺血的道理一样）与出汗有异曲同工的道理（出汗是很多点，出血是把很多点集中于一点了），都是让阳热能量冲出身体去，抗邪于外，让身体内部再自行慢慢恢复，这就是说在便血之后，太阳病的症状及"热结膀胱，其人如狂"的症状都得到了解决。

从药物的组成来看，是桃仁、桂枝加调胃承气汤，调胃承气汤是治阳明腑实证中以热为主的病症，而这些症状是在太阳病外解后出现的，说明太阳病已传经入阳明经并少腹部瘀血急结，阳明腑的热用调胃承气汤来解，少腹部的瘀血急结用桃仁加桂枝来治疗。

其外不解者，尚未可攻，当先解其外，这是因为在外邪不解的情况下，如果攻邪，如用调胃承气汤加活血化瘀的药再下之，一是让后天中气更为不足，那样会让外邪更"显得"重了，再者方子中桂枝这味药，本来是疏泄的首选药，如果没有外邪的情况下，它会专心于攻滞上，如果有外邪，它会首选去攻外邪。这样一来，内里的滞没有被"击落"，对外邪也达不到完成抗击的能力。

而在解其外的过程中，内里总的阳热能量（后天中气十肺—膀胱经里的阳热能量，药物是可有可无，从后面用药的情况，可推出阳明经也参与了进来）把外邪抗击掉了，而肺—膀胱经的循环并没有出现异样，且这条通道会把外面的寒与里面的热相碰撞所形成的水往下面送，这些水是温性的（可见外面是变成汗，里面是变成水）。不会导致热结膀胱，看来其人如狂是由于其他原因造成的。

因为调胃承气汤是以去热为主，从上面的分析可知，这是病传阳明造成的，而导致其人如狂是由于瘀滞造成的，在这里用桂枝和桃仁来攻之，桃仁是活血药，而桂枝是温药，所以可知此瘀滞不是热结的产物，而是偏寒的原因，且桂枝入肝经，这是肝经消耗过多，导致它所疏泄的地方不能得到它的照顾而出现寒的情况，寒则凝，则出现了瘀滞，所以可推测此类患者平时是肝经消耗过多，且其阳明胃经较强盛。

由此可知，本条所说的"太阳病不解，热结膀胱，其人如狂，血自下，下者愈"，其实是先有内里的瘀滞，平时瘀滞需要疏通，这样必定会让肝经前去疏泄，会调动肝的能量。

从所用药物分析可知，当外邪侵犯人体时，阳明经前来抗邪，外邪很快就会投降，这是其一；其二是心主宣散，当后天中气（脾、胃、心、肝、肺）前去抗邪时，下边的瘀滞会跳出来"捣乱"，而后天中气中除去肝只有心才有可能去疏泄（心是肝的更进一步疏泄）这些瘀滞，而肝经是人体最为忙碌的一经，此时当外感来临之时，它要去抗击外感（脾气急的人往往如此），便由心经去疏泄，从前面的分析中可知，心用血管发挥了其主降的功能，心主血，下部发生血瘀现象是其不允许的，必前来攻之，之前其与肝共同化瘀，当肝抽身之后，只有心自己战斗，工作量较大，况且其还受上攻的阳能能量的攻击，所以心气必不足，当这种程度到了一定阶段，便是如狂的状态。而此时血自下，心便不受煎熬了，把能量用于抗击外邪，仅上攻的能量已经不会伤到了心。

《伤寒论》第124条：太阳病，六七日表证仍在，脉微而沉，反不结胸，其人发狂者，以热在下焦，少腹当硬满，小便自利者，下血乃愈。所以然者，以太阳随经，瘀热在里故也，抵当汤主之。

抵当汤方

水蛭熬，虻虫各三十个，去翅足，熬，桃仁二十个，去皮尖，大黄三两，酒洗。上四味，以水五升，煮取三升，去滓，温服一升，不下更服。

此条也是在外感的情况下，出现发狂的症状，因其热在下焦，少腹硬满，小便自利者。此处的瘀滞不是像第106条一般，第106条虽然阳明经较强盛，但其瘀滞是由于肝寒造成的寒滞，所以用到桂枝，而第124条的阳明经比第106条要强盛的多，从所用药物便可知，三个破血药加大黄，正气很足，推测阳明经很强盛，是典型的热结（阳明热经旺盛，热烘而血流加速，重则烘干而瘀结）。平时可能不现发狂的症状，当外邪侵犯有表证时，后天中气前去抗邪，这之中有肝经及心经，本来它们要去化瘀滞，现在它们上反抗邪，无法顾及瘀滞，这样瘀结的症状扩大化了，它迫切希望肝经、心经前来化瘀，这样一来，心经与肝经处于左右为难的状态，它们的阳热能量弥漫在心之附近，所以热致心狂，现在是急则治其标，瘀血去，后天中气再去抗邪也不迟。

《伤寒论》第125条：太阳病，身黄、脉沉结、少腹硬、小便不利者，为无血也；小便自利，其人如狂者，血证谛也，抵当汤主之。

本条说明蓄血证的辨证要点是脉沉结、少腹硬、小便自利、如狂，四者具备，即为蓄血证无疑。

此条中发黄与湿热发黄不同，主要鉴别点是小便的利与不利，蓄血发黄的原理是各走一经火的人恰恰走了肝这一经，主要是肝经前去疏通瘀滞，在有外感的前提下肝经的阳热能量上攻既导致心之如狂又形成黄疸于表的结果，原理与上一条相同。

《伤寒论》第126条：伤寒有热，少腹满，应小便不利，今反利者，为有血也，当下之，不可余药，宜抵当丸。

抵当丸方

水蛭二十个，熬，虻虫二十个，熬，去翅足，桃仁二十五个，去皮尖，大黄三两。上四味，捣分四丸。以水一升，煮一丸，取七合服之。晬时，当下血；若不下者，更服。

伤寒有热应是正常现象，在这里的热不去却是纠结于蓄水还是蓄血，症状如下，"少腹满"，是在伤寒有热时提供的另外一个症状，就把症状引到了蓄水及蓄血上面来，"应小便不利，今反利者"，应是蓄血，用抵当丸，药量与汤比少，又用丸汤的方法服之，是缓急之分，但比桃核承气汤要峻猛一些。

《伤寒论》第202条：阳明病，口燥，但欲漱水，不欲咽者，此必衄。

阳明病，是阳明胃经上反的过程，胃中的津液受到损伤，则渴，而上去的热伤肺，也会渴，渴则需要饮水。此条却口燥，但欲漱水，不欲咽。不欲咽，说明胃中津液不虚，也说明上来的热不至于伤肺，看来阳明胃经上反的不是很厉害。

但口燥，说明还是有热在上，"但欲漱水"，也印证了热在上，需要用水的凉把热除去，从"此必衄"得出原来是热伤血络，形成瘀滞，通过衄血把热排走，其他的症状也就不医自愈了，可见此瘀滞在上部这里时，是有阳热能量来攻之，所以必热，需要凉来处理之。

瘀滞在上口干不欲饮，在下则有可能发狂。

《伤寒论》第237条：阳明证，其人喜忘者，必有畜血。所以然者，本有久瘀血，故令喜忘；屎虽硬，大便反易，其色必黑者，宜抵当汤下之。

本条与《伤寒论》第124条有相似的地方，其畜血是热结，是阳明腑热烘干而瘀结。只是本条不似第124条是在较短的时间内出现的瘀结，是小火慢慢烘干的结果，所以瘀结在肠道的部位较浅，从前面的分析可知，肾、肝、脾是供给大脑阳热能量的，当肠道出现瘀结后，尤其是肝及心是要给予阳热能量化瘀滞，供给大脑的就少，肾出现衰退的情况之下，大脑的阳热能量就会表现出不足来，这样就会出现喜忘的情形。

因瘀结较表浅，如果既有见忘又大便硬但黑易出的症状，都说明是热结的原因，可用抵当汤下瘀结，但对肾脾也应辅以补益。

所以传统的瘀在上善忘，在下发狂还是有待商榷。

《伤寒论》第257条：病人无表里证，发热七八日，虽脉浮数者，可下之。假令已下，脉数不解，合热则消谷喜饥，至六七日，不大便者，有瘀血，宜抵当汤。

病人无表里证，是指既没有表证，又没有潮热谵语等里证，在这里"发热七八日，虽脉浮数者，可下之"，用的是可，浮数脉是内热往外散的表现，是阳明经证，也可以发展成阳明腑实证，所以不妨一试。

可下（白虎汤或承气汤）之后，"脉数不解，合热则消谷喜饥"，说明消谷喜饥的热是阳明主降的热，此热是正常的热，不是邪热，从而也排除了脉浮数的热是阳明经及阳明腑的热，此条主要是用排除法，至六七日，还是不大便，且脉依然浮数，说明身体仍然呈现一种宣散的状态，身体为什么还会宣散？它宣散的是什么？从第124条的解释可知，其瘀血是热在下焦，少腹当硬满，小便自利者，下血乃愈。但其脉是微而沉的，但其人的症状是发狂，此条没有发狂的症状，脉也不沉而微，这是瘀血证的另外一种表现，但得用排除法，因为它毕竟太像阳明经及腑证了。

现在就清楚了身体宣散的是瘀血。前提是有消谷喜饥，是阳明经强盛的表现，只有阳明经的强盛，其才会有典型的热结证的可能。

《金匮要略》第十六章：病人胸满，唇萎舌青，口燥，但欲漱水不欲咽，无寒热，脉微大来迟，腹不满，其人言我满，为有瘀血。

病人无寒热，是指患者没有外邪的参与，其疾患当是里证（但不是阳明里实证）无疑，"腹不满，其人言我满"，是说腹部检查没有腹部胀满大的症状，是患者自我感觉满，那么这种满是怎么感觉来的呢？从腹诊可知，此满不是实满，与《伤寒论》第257条的解释相仿，此满是身体呈现一种宣散的状态，身体为什么还会宣散？它宣散的是什么？是瘀血，心主血肝藏血，而肝与心主疏泄与宣散，这说明此腹满是瘀血结于腹部，肝经与心经想把瘀血去除掉，它们共同宣散的结果会让患者觉得腹部有一种胀满的感觉，同理，此条中病人胸满也是这种情形，而患者出现唇萎舌青都是瘀血的症状，口燥，当是肝经与心经宣散的同时会让阳热能量上攻的结果，因为热上反异于常态，所以患者会出现燥的感觉，但欲漱水不欲咽，一是因为阳明胃没有热，二是肝心宣散的大部分能量是用在去瘀上，所以上反的热不是太多，燥但不是很渴，也就不欲咽了，但如果阳明胃有热，那也就咽了，而且如果没有瘀血的情况，肝经心经疏泄宣散的厉害也会出现燥渴的情况，那就不会不咽了，而最直接的表现就是此条的瘀血是由于热灼造成的，身体里津液不虚，但人想漱水一定是用其凉，想用其凉去瘀血里的热使然。

《金匮要略》第十六章：病者如热状，烦满，口干燥而渴，其脉反无热，此为阴伏，是瘀血也，当下之。

此条也讲的是瘀血证，但病者如热状，就是病人像一般发热一样，烦而满，口干，且渴（与上条相比，此条的患者想把水喝下去），从上条的分析可知，如果有瘀血且胃有热，那么不会出现口干不欲饮的症状，也可能饮，但接下来是其脉反无热，脉没有滑数象，说明胃也没有热象，那是什么原因导致在瘀血的情况之下，反能喝水呢？这当是上条分析中另外一种情况（而且如果没有瘀血的情况，肝经、心经疏泄宣散的厉害也会出现燥渴的情况，那就不会不咽了）。这说明此瘀血不是太厉害，是阴伏，不是热灼所致的瘀血，但肝经与心经宣散的厉害，从而上攻的热过多，从而出现燥且渴的症状。

《金匮要略》第二十一章：师曰：产妇腹痛，法当以枳实芍药散。假令不愈者，此为腹中有干血着脐下，宜下瘀血汤主之，亦主经水不利。

下瘀血汤

大黄（二两），桃仁（二十枚），䗪虫（二十枚，熬，去足）。上三味，末之，炼蜜和为四丸，以酒一升，煎一丸，取八合。顿服之，新血下如豚肝。

当实证产后腹痛的症状出现时，可考虑用枳实芍药散，如果效果不佳，又出现产后恶露不下，少腹疼痛如刺，拒按痛处固定不移，舌紫暗或有瘀斑等症，是为瘀血结于脐下，可用下瘀血汤，大黄荡逐瘀血，桃仁润燥活血化瘀，䗪虫下血，三药相合，破血之力颇猛，则瘀血去腹痛止，亦主由于瘀血所致的经水不利。

《金匮要略》第六章：五劳虚极羸瘦，腹满不能饮食，食伤、忧伤、饮伤、房室伤、饥伤、劳伤、经络营卫气伤，内有干血，肌肤甲错，两目黯黑。缓中补虚，大黄蟅虫丸主之。

大黄䗪虫丸方

大黄（十分，蒸），黄芩（二两），甘草（三两），桃仁（一升），杏仁（一升），芍药（四两），干地黄（十两），干漆（一两），虻虫（一升），水蛭（百枚），蛴螬（一升），䗪虫（半升）。上十二味，末之，炼蜜和丸小豆大。酒饮服五丸，日三服。

此条是五劳虚极羸瘦，其五劳七伤都是五脏等处于透支的状态，必是其疏泄宣散过度所致，其所经过的过程都会有阳热能量的参与，从《伤寒论》第124条的分析可知，其瘀滞是热结的原因，且以腹部的瘀滞为主，因而腹满不能饮食，且肌肤甲错，两目黯黑，都是瘀滞所致。所以此方子中用到了大量的破血药物，而大黄用量少且经过蒸，其泻的作用已很弱，是取其活血为主，而干地黄及芍药有补的作用且用量最大，再加上白蜜为丸，都可达到化瘀不伤正的作用。

21.2.2 "热入血室"

《伤寒论》第143条：妇人中风，发热恶寒，经水适来，得之七八日，热除而脉迟。身凉、胸胁下满，如结胸状，谵语者，此为热入血室也，当刺期门，随其实而取之。

《伤寒论》第144条：妇人中风，七八日续得寒热，发作有时，经水适断者，此为热入血室，其血必结，故使如疟状，发作有时，小柴胡汤主之。

《伤寒论》第145条：妇人伤寒，发热，经水适来，昼日明了，暮则谵语，如见鬼状者，此为热入血室，无犯胃气及上二焦，必自愈。

第144条中第二种情况就是此条的情况，且不是中风，而是伤寒发热。伤寒发热，阳热能量前去抗邪，这时经水适来，说明身体还有能力参与经水适来的工作，正气不处于弱势。而经水适来的工作主要是由肝经的疏泄来完成，这样它对后天中气的贡献就少了许多，后天中气便主要由脾、胃、心来参与建设（但不是说胃与心直接参与抗邪），且此时的后天中气对太阳膀胱经的支持较充分，还能与外面的邪气抗衡，说明脾、胃、心的功能较强势，如果经水不来的话，相持几日就可自愈（此时的来例假与刺血不一样，如果是以少阳经抗邪为主，这时来例假外邪会好得快一些）。

昼日自然界的阳气旺盛，自然界会对人体的阳气有一个支持的作用，还有抗邪而愈的可能。到了晚上，自然界的阳气弱了，人体阳经的阳热能量也弱了，而邪气在暮之后（其实从申时就开始）却有加强趋势。

两相一对比，人体的阳热能量弱于外邪能量。于是太阳膀胱经首先会向少阳经（大体是此种人的脾气急，如果不急的话，向阳明经求助会更好）求助，所以，肝经会放下手里的活前来帮忙，在肝经的阳热能量上冲之时便有谵语出现，此谵语与阳明腑实证的谵语不一样（程度要轻一些），因肝主魂，故在其上冲之时，也是肝经最为虚弱之时，"故有如见鬼状"出来。此种情况与阳明腑实证的谵语及心包热盛导致的谵语都有所不同，即无犯胃气及上二焦，如果不治的话，因其后天中气较盛，等月经一过，自可慢慢痊愈。

如果治疗的话，与第142条相仿——即刺期门。

《伤寒论》第216条：阳明病、下血、谵语者，此为热入血室。但头汗者，刺期门，随其实而泻之，濈然汗出则愈。

此条是真正的阳明病之热入血室，出现下血谵语，阳明热既可以灼伤血络为瘀又可致下血，而热入血室与头汗出又与少阳经相关联，说明可以是少阳阳明合病，且以少阳经的症状为主，刺期门可把少阳经里的邪气去掉，而阳明经的症状又不显，故可病愈则濈然汗出而愈。

注前三条其实是热出血室，而第四条才是真正的热入血室。

21.3　谵语

21.3.1　阳明经证谵语

《伤寒论》第219条：三阳合病，腹满、身重，难以转侧，口不仁、面垢、谵语、遗尿。发汗，则谵语；下之，则额上生汗、手足逆冷；若自汗出者，白虎汤主之。

21.3.2　阳明腑证谵语

《伤寒论》第29条：伤寒脉浮、自汗出、小便数、心烦、微恶寒、脚挛急，反与桂枝，欲攻其表，此误也。得之便厥、咽中干、烦躁、吐逆者，作甘草干姜汤与之，以复其阳。若厥愈足温者，更作芍药甘草汤与之，其脚即伸；若胃气不和谵语者，少与调胃承气汤；若重发汗，复加烧针者，四逆汤主之。

《伤寒论》第105条：伤寒十三日，过经谵语者，以有热也，当以汤下之。若小便利者，大便当硬，而反下利，脉调和者，知医以丸药下之，非其治也。若自下利者，脉当微厥，今反和者，此为内实也，调胃承气汤主之。

《伤寒论》第214条：阳明病，谵语、发潮热、脉滑而疾者，小承气汤主之。因与承气汤一升，腹中转气者，更服一升；若不转气者，勿更与之。明日又不大便，脉反微涩者，里虚也，为难治，不可更与承气汤也。

此条应为阳明病，谵语、发潮热、脉滑而疾者，承气汤主之。本条虽然没有出现手足濈然汗出的症状，但谵语、发潮热已现阳明腑燥结较重的情况，而此时的脉滑而疾的疾是数之甚，数之甚常常主虚，但此虚是指津液虚，也是燥结甚的表现，所以用承气汤主之，故把此条中的"小"字去掉为好。后面是服用方法，先用少量一试，若转气则继续服，不转气就不要再服。后面的情况前面提到过，不再述。

21.3.3　少阳经谵语

《伤寒论》第107条：伤寒八九日，下之，胸满、烦惊、小便不利、谵语、一身尽重，不可转侧者，柴胡加龙骨牡蛎汤主之。

《伤寒论》第142条：太阳与少阳并病，头项强痛，或眩冒，时如结胸，心下痞硬者，当刺大椎第一间、肺俞、肝俞，慎不可发汗；发汗则谵语、脉弦，五日谵语不止，当刺期门。

太阳与少阳并病，是太阳表证未解，少阳经并证出现，大体出现在病后四五日。

从治疗的过程可知，太阳膀胱经里的阳热能量没能把外邪抗击掉（汗出而解），形成对峙的局面，后天中气的补充也没能做到这一点儿，太阳表实证的概率多一些，早期可用麻黄汤而解。错过这个机会，个体脾气又急一些的人，就会调动肝—胆经的能量前来"救火"，于是患者也出现了少阳经眩冒、时如结胸、心下痞鞕的症状。此时，太阳膀胱经里的阳热能量（太阳经的+少阳经的）应该不是太少，但还不足以抗击外邪，可见外邪较重。

如果此时用麻黄汤来发汗治疗，那么外邪确实是抗击掉了，但内患出现了，原因在于少阳经的症状是在少阳经阳热能量前去抗邪的过程产生的，阳热能量不是光指的是阳气，还有津液，是气化的过程，这样少阳经的经脉就虚了，是处于少阳经津液虚的状态，发汗后使得整个身体的阴液更为不足，况且麻黄、桂枝这两味药性热味辛耗阴，这样一来，少阳经更处于阴虚内热的状态，整个经络不能处于降的状态，而是显现外散债张的情形，人就会表现出谵语的症状。

如果此时用小柴胡汤来治疗的话，小柴胡汤里的柴胡和黄芩能把太阳经里太少两经的阳热能量（太阳少阳并病时少阳经阳热能量已经上提到太阳经里面，合病也是如此）降到了下面去，是不伤人体的津液的，并给中气上补留了通道，而人参、大枣、生姜和炙甘草是来支持太阳经里的阳热能量，即补充上来的中气，这些中气把柴胡和黄芩降下来的津液又以气化的形式上提，来共同参与抗邪的工作。

小柴胡汤的适应证其中一条是外邪不是太重（此条并病时外邪也弱了下来），而此条中的外邪较重，故补上来的中气是不足以把外邪消灭掉的，故本条光用小柴胡汤也不适用。

如果仿照第146条，用小柴胡汤合并麻黄汤来治疗的话，用小柴胡汤可取得上焦得通、津液得下及补中气的作用，少阳经的症状解除之后也给麻黄汤的上攻留下了通道，且麻黄汤只取半量（毕竟并病是在外感之后几日才出现的，外邪的症状虽重，但也消耗了一些），煎煮的方法应依从小柴胡汤的去渣再煮，可把麻黄和桂枝的外散之性稍收一下，这样其对津液的损伤会降低一些。此时患者的后天中气要比麻黄汤证更虚一些，比小柴胡汤证的后天中气要好一些。

本条的治法是当刺大椎第一间、肺俞、肝俞，大椎穴是三阳合穴，太阳少阳的外邪都可以从刺血而出（刺血的作用，既有泻热的作用，又有汗出而解外邪的妙处），肺俞是太阳经的穴位，肝俞既是太阳经的穴位，又与肝胆经相关联，三个穴位的刺血疗法也可把太阳与少阳的并病治好（合病也应如是）。慎不可发汗，指的是光用麻黄汤来治疗此证。

发汗则谵语、脉弦，五日谵语不止，当刺期门。是指用麻黄汤发汗后，出现的问题都集中到少阳经来，此时的谵语是少阳经的热邪亢奋引发的，且是实证（虚的一面当时还没表现出来），故刺期门。

> 《伤寒论》第145条：妇人伤寒，发热，经水适来，昼日明了，暮则谵语，如见鬼状者，此为热入血室，无犯胃气及上二焦，必自愈。

> 《伤寒论》第216条：阳明病、下血、谵语者，此为热入血室。但头汗者，刺期门，随其实而泻之，濈然汗出则愈。

与《伤寒论》第143条相同。

中风、伤寒发热，阳热能量前去抗邪，这时经水适来，说明身体还有能力参与经水适来的工作，正气不处于弱势。而经水适来的工作主要是由肝经的疏泄来完成，这样它对后天中气的贡献就少了许多，后天中气便主要由脾、胃、心、肺（但不是说肺与心直接参与抗邪）来参与建设，且此时的后天中气对太阳膀胱经的支持较充分，还能与外面的邪气抗衡，说明脾、胃、心、肺的功能较强势。如果经水不来的话，相持几日必可自愈（此时的来例假与刺血不一样，如果是以少阳经抗邪为主，这时来例假外邪会好得快一些。所以这里来例假后病没有痊愈）。

得之七八日，正气和邪气消耗得都不少，热除而脉迟，说明机体抗邪的工作完成得不错，外邪基本被消灭。这时却出现了身凉、胸胁满，如结胸状，谵语，说明本条在抗击外邪的过程中，肝经还是参与了进来，不是光由脾、胃、心、肺组成的后天中气来抗击的，但还是没有完全抗击掉外邪。这样经水可能还会断，肝经不再"照顾"经水的问题，而是反过头来参战，于是出现了少阳经脉虚的情况，此种情况不是热入血室。这样，肝经的经络之处便出现满如结胸状，在肝经的阳热能量上冲过猛之时还会有谵语的情况出现，这都是热出血室造成的，故可刺期门。

21.3.3　阳虚谵语

《伤寒论》第211条：发汗多，若重发汗者，亡其阳，谵语，脉短者死；脉自和者不死。

发汗多，阳明经病常如此，在发汗多的时候，内里也常呈现虚的症状，若重发汗者，即阳明经的病却用发汗的方法，如用麻黄剂，则大汗亡阳，既亡阳气又亡阴液，以亡阳为主。

此时的谵语不是热往上壅的邪气盛的谵语，而是心阳被伤，阳亡阴竭，心神无以依托出现的谵语，是阳虚谵语。如果"脉短"即后天中气（在较短的时间内出现的）消尽的结果，"脉和"自待后天中气慢慢恢复，则不死。

21.3.4　邪实谵语

《伤寒论》第210条：夫实则谵语，虚则郑声。郑声者，重语也；直视、谵语、喘满者死，下利者亦死。

实则谵语，此实是指邪实，其正气也受到了伤害，但比郑声的正气要强大得多。虚则郑声，此虚是真正的正气虚，精神匮乏，不能自主，语言重复，其声微短，即邪气盛则实，精气夺则虚。

而谵语、直视都是过度消耗了后天中气才出现的症状，直视是肝经在不能迅速调动先天中气的情况下之衰竭，谵语是邪气太盛，正不胜邪，是后天中气的衰竭的表现，后天中气耗尽则人亡。在这两种情况之下，再出现喘满和下利，是后天中气上脱和下脱的表现。

21.4 喘的分类及特点

21.4.1 肺的宣散与肃降同时出了问题

喘是各种原因导致肺的宣发与肃降出现问题所致。当肺正常的宣散不能进行，且它的肃降也出了问题之后，那么人本能的反应就是通过呼吸道往外排，来达到宣发及肃降的作用，因为不是正常的途径，一定不是很通畅，即咳逆上气，只能够呼气，吸气就困难了，这个气有上而无下，就是呼气不入，于是整个肺处于一个饱满的状态，就表现出喘来。

《伤寒论》第35条：太阳病，头痛、发热、身疼、腰痛、骨节疼痛、恶风、无汗而喘者，麻黄汤主之。

《伤寒论》第36条：太阳与阳明合病，喘而胸满者，不可下，宜麻黄汤。

此处的合病，其实是指阳明经所经过的地方如面部额头等，在太阳外感时也出现了症状，比如面赤、额头痛、目痛、鼻干，把它们归到阳明经脉受邪，是被寒邪所伤、阳气被郁的证候，是阳明经表证的范围里。

其实这种认识有些牵强，面部额头虽是阳明经所经过的地方，但它是在三阳经偏里的区域，是在太阳经少阳经的内侧，虽说在阳明经受邪时这个区域会有诸如赤、痛、干的症状，但此时在太阳经发病时，出现的这些症状还是应该归到太阳经里，如果真的是阳明经同时发病，阳明经热不再往下降而是上反，浩浩荡荡的阳明热一定会支援后天中气，太阳经受的寒邪会很快被阳明热打败，也就用不到麻黄汤了。

所以，此条的太阳阳明合病，应改为太阳病，面赤额头痛，发热恶寒身无汗，目痛鼻干，喘而胸满者，不可下，宜麻黄汤。

《伤寒论》第189条：阳明中风，口苦、咽干、腹满、微喘、发热、恶寒、脉浮而紧。若下之，则腹满小便难也。

发热、恶寒、脉浮而紧，这是太阳表证，而同时出现的口苦、咽干、腹满、微喘是阳明经（也可有少阳经的一部分）参与抗邪，是阳明热上提出现的症状，阳热上提，所以此腹满是虚满，也提示是在后天中气不足的情况下发生的，微喘是阳明热上反伤肺造成的，所以此治疗应抗击外寒的同时补后天中气，再对阳明经证与以治疗，可用大青龙汤，若下之，则虚其里，反而要胀满，由于胃虚水谷不别，水液从大便走，小便必难，此条应是阳明经不是很强盛的一种情况。

《伤寒论》第235条：阳明病，脉浮、无汗而喘者，发汗则愈，宜麻黄汤。

如果不冠以阳明病，则脉浮、无汗而喘者，发汗则愈，一定要用麻黄汤。此是太阳表实证，虽说后天中气虚一些，但不是很虚，而太阳表实证中太阳经中的阳热能量较足，与外邪还能抗衡，是不需要阳明经前来抗邪的，而冠以阳明病，是说太阳表实证经过了足阳明胃经经过的区域，前面已论述过这方面的问题。不是真正的阳明病，余下略。

21.4.2 混合型

宣发与肃降都出了问题，先天中气与后天中气也不足，但整体与后天中气不足关系最大。

> 《伤寒论》第40条：伤寒，表不解，心下有水气，干呕、发热而咳，或渴，或利，或噎，或小便不利、少腹满，或喘者，小青龙汤主之。

> 《金匮要略》第七章第4条：上气，喘而躁者，属肺胀，欲作风水，发汗则愈。

上气即喘，喘而躁，属肺胀，是说在喘的同时，胸特别胀满，这通常与内有痰饮有关，内有痰饮，外有邪气，是外邪内饮交相危害的情况，多由风邪外袭，水饮内停，邪实气闭，肺失宣降所致。如果饮特别的厉害，将为风水，这通常要用发汗的疗法。

> 《伤寒论》第75条：未持脉时，病人叉手自冒心。师因教试令咳，而不咳者，此必两耳聋无闻也。所以然者，以重发汗，虚故如此。发汗后，饮水多必喘，以水灌之亦喘。

此条只讨论后半部分。

发汗后，饮水多必喘，而《伤寒论》第71条"太阳病，发汗后，大汗出、胃中干、烦躁不得眠，欲得饮水者；少少与饮之，令胃气和则愈"，这说明发汗过多，虽然胃中干，烦躁不得眠，但也不能大量饮水，最怕伤胃阳，胃阳也是人体的一大热源，但在发汗过多的情况下，胃阳也会受到影响，而少少与饮之，而胃气和功能恢复，不会对身体造成伤害，且中部复原之后，可以把头上的浊气引下来。如果大量饮水，则水停胃部（有水寒射肺之说，似觉不妥）胃阳不能为其行水化气，而且人体整个上下的通道被堵，后天中气不能上补，这里不讨论心阳受伤的情况，只说肺，发汗过多后，肺的宣发过度，整个宣发和肃降失衡，且肺气严重不足，身体这时需要后天中气上补，待肺气充足一些，再纠正宣发和肃降的问题。现在由于饮水过多，造成后天中气不能上补，则肺的宣发和肃降继续失衡，造成喘的主要原因是肺宣发不出去，或肃降不下来，在这里宣发已过度，是肃降出了问题，是由于水饮造成的，可考虑小青龙汤。

而以水灌之亦喘是与饮水多必喘对隅之，此喘是肺的宣发出了问题。不过发汗过多之后，由于宣发过度，肺气也受到了很大的伤害，所以其肃降也不能很通畅地进行，这里又以水灌之，则使身体宣发的状态关闭，宣发关闭也不行，应该有一个度，所以此关闭也会让人有喘的感觉，再加上肃降又不能进行，所以此喘应是虚实夹杂的喘，治疗应亦补亦散，以补为主。

21.4.3 宣发太过，肃降不能进行

患者平素处于疏泄大于收敛的情况，肺的宣发不是不能进行，而是过于旺盛，那么肺气一定不足，这样一来，肃降的动力则明显不足，让整个肺的功能处于漂浮的无根的状态。

《金匮要略》第六章：男子面色薄者，主渴及亡血，卒喘悸，脉浮者，里虚也。

此条中的男子是指房劳过度，是肝的疏泄过于旺盛的情况，肝主筋宗，房劳主要是伤肝，而肝在人体的五脏中是最为"活跃"的一条经，本来其干的活最多，是最累的脏器，现在其又房劳过度，加重其累的程度，于是便直接导致后天中气的不足。

从前面的分析可知，后天中气是脾、胃、肝、心、肺构建而成，而在消耗方面则以肝为主，脾消耗过度后，累的感觉不是太明显，而肝消耗过度会让人感觉明显的乏累，比如喝大酒之人、生大气之人，

过后都会出现极度疲惫的现象。

所以这样的男子都会出现明显的后天中气不足现象，脉浮，没有外邪而脉浮则明显是疏泄旺盛的结果，那么后天中气一定很虚，从类建中汤的方子可看出，用白芍是把肝经疏泄到上面的阳热能量收回到下面来补后天中气，少量用桂枝是补肝阳，后下的生姜及炙甘草、大枣是补后天中气的，整个方子还是从肝经入手，所以小建中汤及类建中汤其实是从肝经的角度来建中气的。

渴即消渴，疏泄旺盛火气上浮便会消渴，亡血也如是，面色薄即苍白，其一是后天中气不足的气血虚，一个是火气上浮消耗大量的气，不是寒的症状。本条"卒喘悸"是后天中气不足，血不养心气不供肺，故喘悸。

21.4.4　宣散正常，肃降出了问题

后天中气较足的情况

《伤寒论》第34条：太阳病，桂枝证，医反下之，利遂不止，脉促者，表未解也；喘而汗出者，葛根黄芩黄连汤主之。

《伤寒论》第63条：发汗后，不可更行桂枝汤。汗出而喘，无大热者，可与麻黄杏仁甘草石膏汤。

麻黄杏仁甘草石膏汤方

麻黄四两，去节，杏仁五十个，去皮尖，甘草二两，炙，石膏半斤，碎，绵裹，上四味，以水七升，煮麻黄，减二升，去上沫，内诸药，煮取二升，去滓，温服一升。本云，黄耳杯。

本条与第162条很相似，一个是发汗后，一个是下后，其余皆同。第63条，有的医家认为发汗后不可更行桂枝汤，认为更行是再用的意

思，那就是说已经用过了，如果照此理解，那下后，不可更行桂枝汤又如何来解？

其实无论是汗后还是下后，症状都是汗出而喘。而麻黄汤的适应证是无汗而喘，小青龙汤也是无汗而喘，所以用汗出而喘的症状便可排除麻黄汤证及小青龙汤证。

桂枝加厚朴杏子汤是治中风兼喘，即汗出而喘，而此两条也都有汗出而喘，但用的却是麻杏石甘汤，其实就是让医者鉴别此两种喘，一个是虚证的汗出而喘，一个是实证的汗出而喘。

那么会不会是阳明里热、里实迫肺所造成的喘呢？因为这种喘也有汗出，而"无大热者"，就是让医者鉴别这两条是没有阳明里大热、大实的。

现在就剩下邪热壅肺的喘，虽然汗出但汗出一定不重，麻黄发汗，但与石膏相配则不发汗或发汗很少，这却不影响麻黄宣发开表与石膏降肺止喘的功能，杏仁又增加了石膏平喘的功效，甘草性缓又补后天中气，作为上面三味药的后援，共同把喘解除。

21.4.5 水停中部所致喘

《金匮要略》第十二章：夫病人饮水多，必暴喘满。凡食少饮多，水停心下，甚者则悸，微者短气。脉双弦者，寒也，皆大下后善虚；脉偏弦者，饮也。

此条的病人，应是脾胃阳气较弱之人，当其饮水太多脾胃之阳一时不能把这些水化掉（即使正常之人，饮水太多胃阳也不能把其"化"掉），那些水堵在胃，对肺与心都有一种压迫感，使肺与心的空间狭窄了，当其肺的功能不是太强之时（通常是肃降出了问题），再加上空间狭窄，肺本能地让气上逆，即喘。

如果心的功能出了问题（宣散与降）也加上空间狭窄，心便本能地收缩来加强其功能（泵血），便会出现悸，即使这种水停的情况不太严重，也是要阻碍呼吸而短气的。

饮脉以弦为主，由于饮邪多侵犯局部，偏注一侧，故单手脉见弦，且弦而有力，如果六脉皆弦（脉双弦），弦主寒，是大下后后天中气严重不足，表现虚弱象，故双手脉见弦，却弦缓无力。

除了上述脾失健运外，肺脏功能失调，不能通调水道，肾阳虚弱，不能化气行水等皆可引起痰饮。

21.4.6 气脱于上（宣散过度，比第三种情况还重，已伤到先天中气）

《金匮要略》第六章：脉沉小迟，名脱气，其人疾行则喘喝，手足逆寒，腹满，甚则溏泄，食不消化也。

脉沉病为在里，小是细，迟是有寒，这种脉叫脱气，是指脾肾阳虚的脉象。

脾肾损耗大，便不能升清供肺用，肾又主纳气，则"其人疾行则喘喝"，且脾主四肢，那么就会"手足逆寒，腹满，甚则溏泄，食不消化"，肾阳虚会加重后面的情况。

《金匮要略》第七章：上气，面浮肿，肩息，其脉浮大，不治。又加利，尤甚。

此条其脉浮大，浮是人体整个呈现浮散的情况，脉大，大则邪盛小则平，是正虚邪盛的情况，难治，"上气"，说的是喘，即呼而不入，重到一定程度即肩息，吸一小口气都要把肩摇一下，就像往一条口袋里装东西似的，摇一摇才可腾出一点空间来，是说喘的特别厉害，"面浮肿"，即是水气外现的体现，也是宣散的过程让虚热浮到上面的情况，中部脾大多有寒象，从而出现湿气即水气。"又加利，尤甚"，这时候下利，说明后天中气更虚了，非常不利，是气脱于上，阴竭于下，是脾肾衰竭的情况。

21.4.7　阳明病所致肺不降

《伤寒论》第221条：阳明病，脉浮而紧、咽燥、口苦、腹满而喘、发热汗出、不恶寒反恶热、身重。

本条先后出现太阳表实证及少阳证，最后才出现阳明证，且以阳明证为主，这时可用白虎汤。其身重（热盛伤气），说明此时后天中气已有不足的征象，腹满而喘（是热盛，气机阻碍所致）。

《伤寒论》第242条：病人小便不利，大便乍难乍易，时有微热，喘冒（一作息）不能卧者，有燥屎也，宜大承气汤。

这是燥屎内结的另外一种情况，小便利则大便硬，但此条小便不利，津液或可滋润肠道，故大便有易之时，但出的大便也较硬，有时也不出，时微热，可这微热不是经常的，现于外也是隐隐的，但喘冒不卧者，在本条表现的都是实象，且不是表证，是腑气壅滞，热上壅所致，即下不通则上不畅，昏冒也是热冲头而致，则知必有燥屎阻结于内，否则病情不至如此，故可用大承气汤。

21.4.8　胸阳不足所致的咳喘

《金匮要略》第九章第3条：胸痹之病，喘息咳唾，胸背痛，短气，寸口脉沉而迟，关上小紧数，栝蒌薤白白酒汤主之。

此条寸口脉沉而迟与上条脉微相近，显示了胸阳虚，关上小紧数，是稍微地紧数，关上以候心下，就是胸下面还有些寒湿，这些寒湿阻碍下面阳气往上升，而且还侵占了胸部的空间，对胸部有一种压迫感，所以才有短气等症状。

从第一条的分析可知，心阳虚是主要矛盾，而作为次要矛盾的寒湿既不允许下面的阳气补充心阳，又对胸部有一个挤压，于是就会出现胸痹心痛，心阳气不足，不能对背部有所照顾，故后背会出现痛的感觉。

当务之急是去其标，把那些壅滞的阴邪除掉。瓜蒌实虽性微寒，对阴邪打击不是很有力，但它开胸、祛痰、下水的力量很大，并且还有薤白，其味辛气温开胸痹而降逆，其辛温完全抵消了瓜蒌实的微寒，且还有白酒的辛散，完全让瓜蒌实即发挥了其长处，又把短处规避掉，三药共同开胸痹降逆，让下面的阳气上来，而且薤白和白酒的辛温对痹证也有很好的作用，这些作用合到一起，则胸痹除短气消，喘息咳无处可寻，可见在此条内因的心阳虚处于次要的矛盾，主要矛盾是标实。

21.4.9　肝脾所致的咳喘

《金匮要略》第九章：湿家病，身疼发热，面黄而喘，头痛，鼻塞而烦，其脉大，自能饮食，腹中和无病，病在头中寒湿，故鼻塞，内药鼻中则愈。

21.4.10　肺阴不足所致的咳喘

《金匮要略》第七章第10条：火逆上气，咽喉不利，止逆下气者，麦门冬汤主之。

麦门冬汤方

麦门冬（七升），半夏（一升），人参（二两），甘草
（二两），粳米（三合），大枣（十二枚）。上六味，以水
一斗二升，煮取六升。温服一升，日三、夜一服。

本方是治虚热肺痿的情况，从肺痿的论述中可知，一是肺气不
足，二是津液虚且有热，肺气补充应从脾胃那里来（是建立在肝经疏
泄正常的基础之上），所以用人参、甘草、粳米、大枣来补脾胃也就
是补肺气，而麦冬补津液且去热，一举两得。则肺的宣发肃降功能都
恢复正常，则病愈。而半夏主降，使逆气得降。

21.5 渴的分类及特点

21.5.1 肝—胆经的阳热能量灼伤肺阴致渴

《伤寒论》第6条：太阳病，发热而渴，不恶寒者，为温
病。若发汗已，身灼热者，名风温。风温为病，脉阴阳俱浮、自
汗出、身重、多眠睡、鼻息必鼾、语言难出；若被下者，小便不
利、直视失溲；若被火者，微发黄色，剧则如惊痫，时瘛疭；若
火熏之，一逆尚引日，再逆促命期。

肝经抗击外邪疏泄旺盛之前期，身体还没有出现虚象时的表现，
灼伤肺阴后口渴的症状才出现的。

《伤寒论》第96条：伤寒五六日中风，往来寒热、胸胁苦
满、嘿嘿不欲饮食、心烦喜呕，或胸中烦而不呕，或渴，或腹中
痛，或胁下痞硬，或心下悸、小便不利，或不渴、身有微热，或

咳者，小柴胡汤主之。

或渴是对上提的阳热能量对肺造成了伤害，还会出现咳嗽的症状。

《伤寒论》第113条：形作伤寒，其脉不弦紧而弱。弱者必渴，被火必谵语。弱者发热、脉浮，解之当汗出愈。

与肝的阳热能量上提有关。

《伤寒论》第326条：厥阴之为病，消渴，气上撞心，心中疼热，饥而不欲食，食则吐蛔，下之利不止。

因为其是将军之官，极具爆发性，阳热能量上攻时往往在瞬间很剧烈，所以会出现消渴、气上撞心、心中疼热等症状，这些症状都是阳热能量突然剧烈大量上攻造成的。

《金匮要略》第十三章第3条：男子消渴，小便反多，以饮一斗，小便一斗，肾气丸主之。

男子消渴，此条中的男子是指房劳过度的情况，是肝的疏泄过于旺盛，肝主筋宗，房劳主要是伤肝。此条指出的症状是消渴，小便反多，以饮一斗小便一斗，这是因为肝主疏泄小便，故在其疏泄旺盛时，小便量应多，且旺盛的同时火气易上炎，故口渴，口渴小便多，即消渴。

21.5.2　阳明胃经上反所致渴

《伤寒论》第26条：服桂枝汤，大汗出后，大烦渴不解，脉洪大者，白虎加人参汤主之。

大烦渴不解，脉洪大，是阳明经参与了抗邪，故用白虎加人参汤来治疗。

《伤寒论》第168条：伤寒若吐若下后，七八日不解，热结在里，表里俱热，时时恶风、大渴、舌上干燥而烦、欲饮水数升者，白虎加人参汤主之。

大渴，舌上干燥而烦、欲饮水数升者：其一是阳明经热上冲伤肺，则渴，伤心则烦；其二若吐若下伤了津液，津液伤了也会渴；其三人身上的津液化生于胃，胃虚后津液就不能"行动"了，胃虚不能纳食了，即使吃了他也不消化，这个津液当然就不能补溢上来，那也会渴。

《伤寒论》第169条：伤寒无大热、口燥渴、心烦、背微恶寒者，白虎加人参汤主之。

《伤寒论》第222条：若渴欲饮水，口干舌燥者，白虎加人参汤主之。

白虎加人参汤

知母六两，石膏碎，一斤，甘草炙，二两，粳米，六合，人参三两。上五味，以水一斗，煮米熟，汤成去滓，温服一升，日三服。

从上条可知，阳明病是把阳明经的热向上向外宣散了，会出现发热汗出、不恶寒反恶热、身重等症状。第221条在下之后的分析中可知，外散程度高的，会浮聚在肺经那里，是可以用白虎汤治疗，如果下之过重，可适当加生姜（要后下取其补中气的作用）、大枣来补一下后天中气。本条的情况不是下之造成的，而是阳明经外散过重造成的，这可能是外邪较重产生的抗邪较激烈所致。

当阳明经的阳热能量浩浩荡荡去抗邪，必定会消耗大量的气和津液，即所谓的壮火食气，这样，身体不光会出现汗出、不恶寒反恶热、身重等症状，还会出现渴欲饮水、口干舌燥，更有甚者还会出现心烦背微恶寒的现象（第169条），这是阳明经热太甚，过度消耗气和津液，导致气和津液不能送达督脉所致（任脉有将津气输送到督脉的作用）。所以用白虎汤把外散肺—膀胱经的阳明热收回来，用人参来补气和津液，达到治疗口燥渴的症状。

总结

1.阳明胃热上冲伤肺阴；

2.阳明经抗邪的过程会消耗大量的津液；

3.胃虚后化生不了津液；

这三条都可致渴，可根据符合其中的哪条来相应在药液冷服热服上有所侧重。

21.5.3　阳明胃经腐熟食物异常致渴

《金匮要略》第十三章第2条：寸口脉浮而迟，浮即为虚，迟即为劳，虚则卫气不足，劳则荣气竭。趺阳脉浮而数，浮即为气，数即为消谷而大坚，气盛则溲数，溲数即坚，坚数相搏，即为消渴。

浮为疏泄过度的体现，迟为收敛不足体现，后天中气不足，导致虚火上浮，于是出现消渴等虚劳的症状。

趺阳脉浮而数，浮是胃气盛，数即为消谷，数就是热，热能化食，故能消谷。其实都是胃火反常的旺盛，与阳明胃经上反不是很一样，是在消化食物上表现异常，它与肝的疏泄有相似之处，只不过是发动的位置不一样，它不光有肝的疏泄之功，还有心之宣散的能力，所以，它既有肝之疏泄利其小便，还有心之宣散出其汗液的作用，在出汗旺盛之时，小便少，如果出汗不多，则小便数。

无论是出汗多还是小便数，都让水液很大一部分不走肠道，还有数能消谷，这也需要大量的水液来参与，也会消耗一部分水液。这两方面都用去了大量的水液，津液虚人便有渴的感觉，且大便坚，即坚数相搏，即为消渴，此外还有会让人出现阳明腑实大便干的症状。

21.5.4　津液的原因而致渴

21.5.4.1　津液不能上承

《伤寒论》第40条：伤寒，表不解，心下有水气，干呕、发热而咳，或渴，或利，或噎，或小便不利、少腹满，或喘者，小青龙汤主之。

中焦有水湿致津液不能上承。

《伤寒论》第71条：太阳病，发汗后，大汗出、胃中干、烦躁不得眠，欲得饮水者；少少与饮之，令胃气和则愈。若脉浮、小便不利、微热、消渴者，五苓散主之。

五苓散方

猪苓十八铢，去皮，泽泻一两六铢，白术十八铢，茯苓十八铢，桂枝半两，去皮。上五味，捣为散，以白饮和，服方寸匕，日三服。多饮暖水，汗出愈，如法将息。

脉浮，微热，说明表证未解，肺—太阳膀胱经中的阳热能量与后天中气正与外邪争斗，小便不利，是太阳膀胱经里降下来的水液（身体不能再利用的水）没有去处，即发生了排泄障碍，停滞在膀胱那里，消渴与小便不利是同一个道理，是太阳膀胱经里降下来的可再利用的水也停在膀胱那里，这些可利用的水不能化生津液上承，人便有口渴的感觉，而消渴是指多饮，饮不解渴，饮了大量的水，口渴还不能缓解。可喝的水到了哪里了呢？只能停留在胃肠间，不能为身体所循环利用。水在身体里是呈现一个动态的形式，有摄入、有循环、有排泄，渴了需要摄入，然后循环，接着再吸收与排泄，哪一关出现停滞都会影响到水的整体的循环。

本条的情况是出现在小便不利（即排泄上面）与身体可再利用的水的重吸收这两个方面，而排泄与吸收是一对矛盾，排泄不顺畅吸收也会出现问题。

现在能说清楚的就是膀胱这里气化出现了问题，可造成这种气化出现问题的根结在哪里？那可以方测证。本方的组成：猪苓18克，泽泻30克，茯苓18克，白术18克，桂枝12克。猪苓、泽泻、茯苓都是利尿药，当然这是膀胱排泄出了问题，而方子里没有附子，附子是补先天中气，即肾气，这说明先天中气的气化没有受到影响，即肾气的气化不成问题，肾气的气化还在进行，即膀胱的气化没有问题只是排泄上出现了障碍。

而小便不利这种情况又是怎样引起来的呢？从方子可知，利尿药占了三个，剩下两个药，一个是白术一个是桂枝，白术主要是健脾利湿的，也有利尿的作用。可推出此时患者有脾虚的情况；桂枝主要是入肝经，加强肝的疏泄，由此可推测，本条患者的肝气已严重不足，所以需要桂枝来参与加强。肝在身体里工作量最大，相当于总理，太阳膀胱经里降下来的水液的排泄也是由其疏泄作用来完成的。

由此可知，本条的小便不利是与脾与肝有直接关系的，而矛盾主要点集中在肝，肝主疏泄，肝气不足疏泄无力，所以导致小便不利，肝气不足，对脾阳的供应出现问题，所以导致脾阳不足，脾阳虚之后其升清降浊的功能减弱，从而导致脾湿的情况发生。

而肝脾对后天中气的建设也起了很重要的作用，从而可推测出患者后天中气已不足，是疏泄大于收敛的太阳表虚证，当外邪侵犯时，后天中气前去抗邪，又加重消耗了肝和脾，从而使小便不利的情况更重一些。

所以可看出，方子里的这五种药对利尿都有作用，说明患者的主要矛盾就是小便不利，通利小便是其首选，排泄的问题一解决，重吸引也就解决了（膀胱即肾的气化没有问题），患者便不会有渴的感觉了。而患者外感的情况又会怎么样呢？

太阳表虚证用桂枝汤，即桂枝、白芍、炙甘草、大枣、生姜，与本方茯苓、猪苓、泽泻、白术、桂枝相比可知，因湿盛本方把利尿化湿的药代替了补后天中气的炙甘草大枣与生姜，又因主要矛盾在小便不利上，所以也舍去了白芍，只留下桂枝，桂枝在本方中的作用最大，既补了肝气加强了疏泄，又补了脾阳，协同白术健脾，脾一升清降浊渴的感觉便会大大地缓解，而且后天中气补了上来，加强了抗击外邪的能力。况且湿邪为患时得外感，不要急于发汗，而是化湿，方中茯苓和白术都有健脾化湿的作用。而本方中桂枝的用量也很有讲究，在五味药里量最少，只起加强肝的疏泄又对脾起了补益的作用，后天中气一足，自可以把外邪抗击掉，如果桂枝用量过大，又加强了外散的能力，这时又没有白芍的收敛，又会让患者出现虚的状态，自会让外邪有机可乘。

《伤寒论》第156条：本以下之，故心下痞，与泻心汤，痞不解，其人渴而口燥烦，小便不利者，五苓散主之。一方云，忍之一日乃愈。

心下痞用泻心汤不解，其人渴而口燥烦，又小便不利，知是五苓散证导致的，是下边不通导致上边成痞。说明见到心下痞不要急于使用泻心汤，因为还有其他情况导致出现这个症状，把各种情况都要考虑到，再做定夺。

此条与上面几条原因相同，但却有一个心下痞的症状，容易转移医者的注意视线，遇到上边痞下边小便不利，通常以治下为主。

21.5.2　先天中气气化不足致津液不能上呈致渴

《伤寒论》第282条：少阴病，欲吐不吐，心烦但欲寐，五六日自利而渴者，属少阴也。虚故引水自救：若小便色白者，少阴病形悉具；小便白者，以下焦虚有寒，不能制水，故令色白也。

主要是先天中气的不足导致气化出现问题，从而出现津液不能上承所致的自利而渴。

21.5.3　津液枯竭或少，里水不能转化成津液

《金匮要略》第十四章第11条：夫水病人，目下有卧蚕，面目鲜泽，脉伏，其人消渴。病水腹大，小便不利，其脉沉绝者，有水，可下之。

此条是说可下的里边的水，包括正水、石水等，患者"目下有卧蚕，面目鲜泽"，是有水的要症。"脉伏"，是里有水的一个脉象，伏脉就是沉脉之甚。其人消渴，渴得厉害，老想喝，但是水一点都不能够变成津液，水整个在里头，所以要消渴，是指实证。

"病水腹大"，就是现在说的腹水。小便不利，那么这个脉沉绝，就是伏象。不是说腹水都要下，但这样的腹水是可下的，不下不行的，这个水一点都不化气，所以这个人的消渴不止，肚子受不了，所以这是一个可下的腹水证。

《金匮要略》第十二章第28条：呕家本渴，渴者为欲解，今反不渴，心下有支饮故也，小半夏汤主之。

小半夏汤方

半夏（一升），生姜（半斤）。上二味，以水七升，煮取一升半，分温再服。

经常呕吐的人，呕吐完后会有渴的感觉，这是胃阳恢复的症状，呕吐这个症状就会好的。现在是呕吐完反不渴，说明胃阳没有恢复，是心下有支饮的情况。半夏、生姜都是去饮化水的，可用。

21.5.4　与肝阴和阳明胃经病都有关

《伤寒论》第223条：若脉浮、发热、渴欲饮水、小便不利者，猪苓汤主之。

当阳明经的阳热能量扑下来时，进一步会伤到肝阴（人体哪里虚，所谓的邪气就会扑到哪里），导致肝阴更为不足，肝阳却更为亢奋，肝的阴阳不能守住平衡，则其疏泄便不能顺利进行（肝疏泄的功能由其小冲气来完成，而肝的阴阳是有一定的比例，偏颇的厉害便使小冲气无法进行正常的工作），则小便更为不利，小便不利，则患者会出现渴欲饮水的症状。

《伤寒论》第319条：少阴病，下利六七日，咳而呕、渴，心烦、不得眠者，猪苓汤主之。

21.5.5　湿热致渴

《伤寒论》第237条：阳明病，发热、汗出者，此为热越，不能发黄也。但头汗出，身无汗，剂颈而还，小便不利，渴引水浆者，此为瘀热在里，身必发黄，茵陈蒿汤主之。

有热则渴，有湿则不多饮，或喜热饮。

21.5.6　肺阴不足致渴

《金匮要略》第三章：百合病一月不解，变成渴者，百合洗方主之。

百合洗方

百合一升，上以水一斗，渍之一宿，以洗身。洗已，食煮饼，勿以盐豉也。

百合病得了一个月没好，后天中气也较不足，渴了，也不敢太用寒凉的药，怕伤胃对后天中气造成更大的伤害，便以百合洗方主之。洗其外，所以通其内，起生津补液的作用，洗已，食煮饼调养胃气以生津。勿以盐豉，是盐能伤津。

暗耗肝血不少，肝气上冲到肺与心这种水平上（此书上表现的情形，其实它也上冲到了头），对肺阴、心阴也有较大的影响，使这两个脏器处于阴虚火旺的状态，从而心与肺的收降功能出现异常，百合病其实就是心肺收降异常所致。

《金匮要略》第三章：百合病，渴不差者，栝蒌牡蛎散主之。

此条的百合病比较渴，不是一洗就能好的，可用瓜蒌牡蛎散。天花粉苦寒，去热力量相当强，同时也滋阴解热。牡蛎咸寒，也解热，两个药且都有止渴的作用，对于治疗这种虚热的渴，是最好不过的。

参考文献

[1] 李磊，尤传香.冲脉循行考[J].中华中医药杂志，2013，28（1）：
    210-212.

[2] 程玮.经穴探源[M].北京：学苑出版社，2008：44.